ÉTUDES EXPÉRIMENTALE

SUR LA

CHIRURGIE DU REIN

NÉPHRECTOMIE — NÉPHRORRAPHIE — NÉPHROTOMIE — URÉTÉROTOMIE

PAR

Th. TUFFIER

CHIRURGIEN DES HOPITAUX DE PARIS

PARIS

G. STEINHEIL, ÉDITEUR

2, rue Casimir-Delavigne, 2

—

1889

ÉTUDES EXPÉRIMENTALES

SUR LA

CHIRURGIE DU REIN

ÉTUDES EXPÉRIMENTALES

SUR LA

CHIRURGIE DU REIN

NÉPHRECTOMIE — NÉPHRORRAPHIE — NÉPHROTOMIE — URÉTÉROTOMIE

PAR

Th. TUFFIER

CHIRURGIEN DES HOPITAUX DE PARIS

PARIS

G. STEINHEIL, ÉDITEUR

2, rue Casimir-Delavigne, 2

1889

INTRODUCTION

Le laboratoire doit être dirigé par la clinique.
CHARCOT.

L'expérimentation pratiquée dans un but chirurgical après avoir été tenue en grand honneur dans notre pays, semble aujourd'hui perdre de son importance. A l'étranger, au contraire, elle a pris un brillant essor. L'Allemagne depuis longtemps, l'Italie depuis peu, lui doivent de remarquables découvertes. Peut-être au_rions-nous tout intérêt à revenir à nos anciennes traditions.

La défaveur jetée sur la méthode expérimentale s'explique facilement. Les différentes branches de la chirurgie ont poussé avec tant de vigueur que nos études doivent en élaguer toutes celles qui ne sont pas directement utiles. L'expérimentation est de ce nombre. Elle demande beaucoup de précision, beaucoup de patience, c'est-à-dire beaucoup de temps; ses résultats ne sont pas toujours applicables à l'homme, nombre d'esprits, par une généralisation prématurée des résultats obtenus, ont été conduits à de grossières erreurs, c'en est assez pour faire comprendre son délaissement au profit de l'analyse clinique. Je crois qu'elle ne mérite pas de la part de la chirurgie une telle disgrâce. L'expérimentateur et le chirurgien ont de nombreux traits de ressemblance et doivent présenter les mêmes qualités : l'esprit de conception opératoire, l'habileté manuelle d'exécution, l'attention constante des faits observés, la préoccupation des causes d'erreurs, le raisonnement droit et pondéré qui permet les déductions simples, et qui se garde des inductions prématurées. Le succès semble donc assuré à tous ceux d'entre nous qui voudront se diriger de ce côté.

Les résultats fournis par la méthode expérimentale doivent nous encourager. Nous lui devons la bactériologie tout entière, dont la méthode antiseptique n'est qu'une judicieuse application, et les découvertes qu'elle a fournies autrefois ne se comptent plus. Si, malgré ces titres puissants, elle a tant de peine à se relever de son discrédit, il faut s'en prendre à ses adeptes et non pas à la méthode. Les expérimentateurs ont voulu opposer leurs résultats à ceux de la clinique; chaque fois qu'ils étaient en opposition, ils ont cherché à faire prévaloir leurs conclusions sur celles de la science rivale. C'était compromettre inutilement leurs recherches, car l'observation clinique ne peut pas faillir. Son rôle a été nettement formulé par l'un des esprits modernes le plus féconds. Charcot a dit : « Le laboratoire doit être dirigé par la clinique ». Il peut l'éclairer mais non la diriger. En nous soumettant à son verdict, nous éviterons les errements de nos prédécesseurs. C'est un principe dont je ne me suis jamais départi dans mes recherches.

Le domaine de la pathologie expérimentale ainsi restreint, mais nettement délimité et solidement établi, est encore bien vaste et bien peu exploré. J'en ai isolé ce qui a trait à la *chirurgie du rein*. Voici comment j'y ai été conduit. MM. Verneuil et Guyon, mes maîtres, préoccupés tous deux des affections rénales en tant qu'elles regardent la chirurgie, avaient attiré mon attention de ce côté. Les recherches nécessitées par le sujet de ma thèse inaugurale m'engagèrent dans la voie expérimentale. Le rein vient de rentrer dans le cadre des organes justiciables de notre intervention, et si l'on a créé, à l'envi, des procédés opératoires, personne, pas plus *en France qu'à l'étranger*, n'a étudié la physiologie pathologique de l'organe. Telles sont les raisons qui m'ont fait choisir cet organe comme thème d'expériences.

Mais à peine ai-je abordé mon sujet que j'ai vite reconnu que je ne pouvais l'embrasser tout entier. Le nombre considérable des problèmes, leur difficulté d'exécution, un défaut d'instrumentation appropriée, la connaissance insuffisante des sciences accessoires, sont autant d'obstacles qui ne m'ont permis de combler qu'un petit nombre de *desiderata*. Le travail quotidien me permettra de compléter ces recherches et de remplacer cette publication.

Je me suis proposé d'étudier des faits absolument nouveaux, et mes études ont porté sur les quatre grandes opérations pratiquées actuellement sur le rein : la *néphrectomie*, la *néphrorraphie*, la *néphrotomie*, l'*urétérotomie*.

La néphrectomie doit être basée sur la quantité de rein nécessaire à la vie. C'est la première notion que j'ai cherché à établir, personne, que je sache, ne l'ayant étudiée. Je suis arrivé à supprimer, par résections successives, le poids total des deux reins d'un animal sans provoquer aucun accident. J'ai établi que ce résultat paradoxal est dû au pouvoir d'hypertrophie et de régénération compensatrice, presque indéfinie, que possède l'organe.

Ayant ainsi prouvé combien le plus petit fragment de rein normal était précieux pour le maintien des fonctions physiologiques, j'ai défendu et perfectionné les opérations qui ménagent ce parenchyme pour les opposer à celles qui le suppriment; c'est ainsi que je propose pour la néphrorraphie une technique nouvelle. Je perfectionne la néphrotomie et je montre la réunion primitive et facile des incisions rénales sans fistules consécutives. J'étudie de même les sections de l'uretère et une nouvelle opération : l'urétérotomie. Peut-être les reins flottants et les calculs rénaux seront-ils ainsi justiciables de l'opération conservatrice. Ces expériences sur les plaies du rein et de l'uretère me conduisent à l'étude des traumatismes de ces organes et à celle des plaies glandulaires, comparées aux plaies des canaux excréteurs. Tel est le bilan de mes études expérimentales poursuivies depuis 1885.

J'ai pratiqué toutes mes opérations au laboratoire de la Faculté des sciences. M. le professeur Dastre a mis à ma disposition de précieuses ressources de travail, ce dont je lui suis vivement reconnaissant. J'y ai été secondé par un de mes élèves, M. Bresset. Les examens histologiques ont été faits au laboratoire et sous la direction de M. le professeur Cornil, par son préparateur, M. Toupet, et par moi-même.

Toutes mes expériences ont été pratiquées sous le couvert de la *plus rigoureuse antisepsie*. Chacune d'elles était précédée, accompagnée et suivie de précautions aussi minutieuses que s'il se fût agi d'une laparotomie faite à l'hôpital. J'insiste sur ces précautions, parce qu'elles ne font qu'apparaître dans les laboratoires, et nombre de physiologistes éminents ont été plusieurs fois fort surpris de voir toutes les précautions scrupuleuses dont je m'entourais. Nous avons obtenu ainsi des succès là où maints expérimentateurs avaient échoué. Des opérations qu'aucun physiologiste n'avait hasardées, telles que les résections partielles du rein, nous ont parfaitement réussi.

J'ai choisi comme terrain d'expériences le chien, et je n'ai presque opéré que sur cet animal. Cette détermination peut paraître illogique, car il est bon de confirmer des résultats obtenus sur une espèce par ce qui se passe sur une autre. Mais ici le nombre et la répétition des mêmes expériences a plus d'importance que leur variation sur les différents animaux. L'organisme du chien, comme celui de l'homme, tolère l'accumulation des produits de désassimilation pendant plusieurs jours, contrairement aux autres animaux qui succombent dès que se produit la moindre suspension de leurs fonctions glandulaires. De plus son fonctionnement rénal se rapproche de celui de l'homme, il élimine par poussées irrégulières. Le chien possède peu d'émonctoires de suppléance, il n'y a pas à tenir compte chez lui des sécrétions cutanées, c'est un animal résistant, dont les organes sont assez gros pour être commodément maniés. Enfin on peut se le procurer à bon marché, ce qui a bien son importance.

Voilà pourquoi j'ai choisi cet animal comme terrain d'expériences; l'avenir montrera si mes résultats doivent être généralisés.

CHAPITRE PREMIER

NÉPHRECTOMIE

De la quantité de rein nécessaire à la vie. — Suppression du poids total des deux reins sans accidents consécutifs.— Méthode des résections successives. —De l'hypertrophie compensatrice du rein. — Son évolution rapide jugée indirectement par le dosage de l'urine et de l'urée après la néphrectomie, enregistrée directement par les empreintes successives sur le vivant. — Nécessité d'un parenchyme normal pour que cette hypertrophie évolue. — Comment on meurt après la néphrectomie. — Le processus anatomique de la compensation est une hypertrophie vraie et une régénération glomérulaire.

1. — De la quantité de rein nécessaire à la vie

Une leçon de M. Verneuil et une clinique de M. Guyon avaient attiré notre attention sur la quantité minime de parenchyme rénal nécessaire et suffisant à la vie de l'homme. Les autopsies nous montrent souvent des pyélonéphrites suppurées ayant réduit les reins à l'état de deux poches dont les parois ne mesurent pas cinq milimètres d'épaisseur. C'est là tout ce qu'il reste de la substance glandulaire active, et quelle substance ! Les glomérules et les tubes altérés ou détruits par une prolifération conjonctive ancienne, ne se rencontrent qu'à longs intervalles au milieu d'un tissu scléreux qui s'est substitué au tissu noble et constitue à lui seul la plus grande partie du reliquat de l'organe.

Malgré de telles lésions déjà très anciennes, les malades vivent tant bien que mal, et souvent en parfaite apparence de santé, jusqu'au jour où un brusque accident les emporte. C'est ainsi que maints urinaires travaillent sans accident quelques jours avant leur mort, et leur autopsie révèle des altérations générales et anciennes des deux reins. D'autre part, à l'autopsie des vieillards, on voit très souvent des néphrites interstitielles avec rétraction considérable de l'organe, qui présente alors le volume d'un petit œuf ou d'une noix. Cependant rien ne fait soupçonner d'aussi graves lésions. Récemment encore, M. Brouardel attirait l'attention sur ces faits au point de vue médico-légal. Il montrait que des morts subites et inexplicables ne reconnaissent souvent pas d'autres causes. Un refroidissement ou un écart de régime viennent rompre la compensation de l'insuffisance rénale et la mort s'ensuit.

J'ai cherché par l'expérimentation à reproduire ces faits d'insuffisance rénale. Un grand nombre de pathologistes se sont essayés à parfaire des néphrectomies, dans un autre but que celui que je me propose, mais tous leurs animaux ont succombé soit rapidement, soit lentement. On en était arrivé, à la suite de ces tentatives, à affirmer qu'une survie indéfinie n'était pas possible après la néphrectomie unilatérale; Rosenstein l'affirme, ses successeurs s'en rapportent à lui sans vérifier son dire, et j'ai le regret de voir son opinion avoir cours dans les travaux les plus récents, la thèse de Vaneufville par exemple (Lille, 1888, p. 22). Cette théorie est à jamais ruinée par la clinique. Nombre de malades qui ne possèdent qu'un rein vivent et vivent normalement depuis des années. Les analyses chimiques de l'urine dénotent dans ces cas l'intégrité des principes excrémentitiels et par conséquent l'hypertrophie et la suppléance parfaite. J'ai pratiqué la néphrectomie unilatérale à des chiens, et je les ai conservés pendant huit mois sans que rien dans leur nutrition ou leur *développement* vînt trahir un état de souffrance, et si je ne les avais sacrifiés dans un autre but, il est certain qu'ils vivraient encore. Les expériences anciennes doivent leur échec à une cause toute accidentelle. La septicémie décimait alors les animaux en expérience, comme elle fauchait les blessés ; les chiens, quoi qu'on en ait dit, succombent à l'infection microbienne, surtout quand elle prend origine dans les éléments de l'urine. La méthode antiseptique m'a permis de reprendre et de mener à bonne fin non seulement ces néphrectomies totales, mais les résections partielles du rein.

Pour connaître la quantité de parenchyme excréteur nécessaire à la vie d'un animal, le moyen le plus simple et le plus démonstratif c'est de lui supprimer progressivement ce tissu jusqu'à ce que mort s'ensuive. La chose étant difficile à exécuter, j'avais d'abord pris un moyen détourné : il consistait à lier successivement dans le hile les branches de l'artère rénale alors divisées. Je supprimais ainsi progressivement le champ d'excrétion de la glande, j'ai renoncé à ce procédé pour plusieurs raisons :

1° Il ne peut donner de renseignements mathématiques sur la quantité de parenchyme fonctionnant, car on ne sait jamais au juste quelle est l'étendue de la glande irriguée par une branche artérielle.

2° Les anastomoses, si rares qu'elles soient, jouent un rôle difficile à préciser.

3° Après avoir lié une artère, la rétraction cicatricielle consécutive rend très difficile la recherche des autres, si bien qu'après avoir supprimé une de ces branches dans le hile, une masse fibreuse entourait tous les vaisseaux et ne me permettait plus de les reconnaître.

Il ne me restait alors qu'à tenter la méthode directe de suppression du tissu, j'en ai perfectionné peu à peu les procédés pour arriver après bien des essais à la technique suivante que je décrirai seule et en détails. Le chien, dont les urines sont recueillies et analysées les jours précédents, est endormi au moyen du chloroforme ou de l'atropomorphine combinée au chloroforme (1). Toutes les précautions antiseptiques sont prises. La région antéro-latérale de l'abdomen est savonnée, rasée, puis frottée de nouveau au savon antiseptique et à l'éther. Le champ opératoire est limité par des compresses bouillies pendant quatre heures dans l'eau phéniquée à 5 %, les instruments sont stérilisés et phéniqués. Le pansement est fait au sublimé et à l'iodo-

---

(1) Ce procédé consiste à injecter sous la peau une solution d'atropine au millième et de chlorhydrate de morphine au centième (un centimètre cube de cette solution par kilogramme de l'animal). Une demi-heure après l'injection, on fait respirer quelques bouffées de chloroforme et on obtient une anesthésie absolue pendant plusieurs heures. Nous n'avons pas perdu un seul chien en opérant ainsi pendant toute cette année, aussi n'avons-nous employé le chloroforme avec l'appareil Paul Bert que dans les cas où nous craignions de fausser nos résultats par l'action de l'atropine.

forme. J'incise l'abdomen sur la ligne médiane dans une étendue de quatre à cinq travers de doigt, au-dessous de l'ombilic (1). La cavité abdominale ouverte, j'introduis l'index sur le rein droit. Il est situé plus bas, et il est plus mobile que le rein gauche. J'écarte l'intestin, et ayant l'organe sous les yeux, j'incise, puis je déchire le péritoine qui le recouvre, je mobilise alors facilement la glande et je la tire hors du ventre, manœuvre que permet la longueur de son pédicule (2). Ce pédicule dénudé, je lie séparément au catgut l'artère, la veine et l'uretère (3).

Leur section est faite entre deux ligatures et l'organe est enlevé, puis pesé et son diagramme est enregistré. Je pratique la suture de la paroi abdominale à triple étage, au catgut pour le péritoine et les aponévroses, au

(1) Il ne faut pas remonter plus haut à cause du repli péritonéal qui double la paroi dans la région supérieure de l'abdomen chez le chien; repli très gênant pour l'opérateur.

(2) Autrefois je suturais la déchirure péritonéale, j'ai pu supprimer ce temps opératoire.

(3) Cette triple ligature n'est pas indispensable. On peut comprendre l'artère et la veine dans le même lien. La ligature en masse de tout le pédicule est un procédé qui m'a donné plusieurs accidents et que je proscris absolument. Trois fois, voulant opérer rapidement, j'ai ainsi procédé, trois fois j'ai eu une hémorragie formidable. Au moment où le fil de soie vient d'être placé, on excise le rein, et le pédicule semble bien maintenu et exsangue, puis au moment où on l'abandonne dans le ventre, le sang jaillit et l'hémostase est d'autant plus difficile que les vaisseaux rétractés ne se laissent que très difficilement saisir. Le mécanisme de l'hémorragie s'explique par la direction bien différente des éléments qui constituent le pédicule. Pendant la ligature, les vaisseaux de l'uretère sont étirés par la traction exercée sur le rein; aussitôt ce dernier séparé, ils tendent à se rétracter, les vaisseaux sous la colonne vertébrale, l'uretère vers la vessie. — Dès lors le segment compris au delà de la stricture du fil diminue d'étendue, l'uretère glisse, la ligature fait bague et les vaisseaux donnent avec autant plus d'intensité qu'ils sont à leur émergence même des gros troncs. — Enfin dans le cas d'artère rénale accessoire, l'hémorragie est inévitable.

crin de Florence pour la peau. Pansement à l'iodoforme et au collodion (1).

Le chien est ensuite porté à l'infirmerie où il jeûne pendant vingt-quatre heures. Puis il est alimenté avec un poids constant de substances azotées et amylacées; l'urine est recueillie, sa qualité et sa richesse en urée sont exactement notées. Au dixième jour, on enlève la suture, la réunion est en général parfaite (2). La nutrition de l'animal ne souffre en aucune façon, plusieurs de mes chiens ont augmenté de poids et un chien tout jeune a continué à se développer au point de devenir méconnaissable.

Un mois après cette première opération je reprends cet animal pour pratiquer une néphrectomie partielle. Je l'endors de nouveau, je pratique la laparotomie latérale pour tomber plus directement sur le rein gauche. L'incision suit le bord externe du muscle grand droit. Le rein est hypertrophié. Je l'attire vers la plaie abdominale. Je place les doigts de mon aide de façon à comprimer les vaisseaux du hile.

Cela fait, j'incise sur l'extrémité supérieure du rein, la capsule seule, et dans une étendue de trois à quatre centimètres. Je décortique, je dirais plus volontiers je décalotte cette extrémité du rein en formant ainsi deux

______

(1) Il n'est pas possible d'employer avec succès d'autre antiseptique, ni d'autre topique, l'animal arrache ou mange drains et pansements.

(2) Deux fois j'ai eu une éventration complète avec issue de l'intestin, en enlevant les sutures d'une plaie dont la peau était réunie, c'est ce qui m'a fait porter de six à dix jours le maintien des fils, souvent même je vais au delà si tout ne me paraît pas solide. J'ai remplacé la suture simple par une suture à triple étage.

lambeaux de capsule. (Fig. 1.) Le parenchyme hypertrophié et à l'étroit dans sa capsule fait hernie à tra-

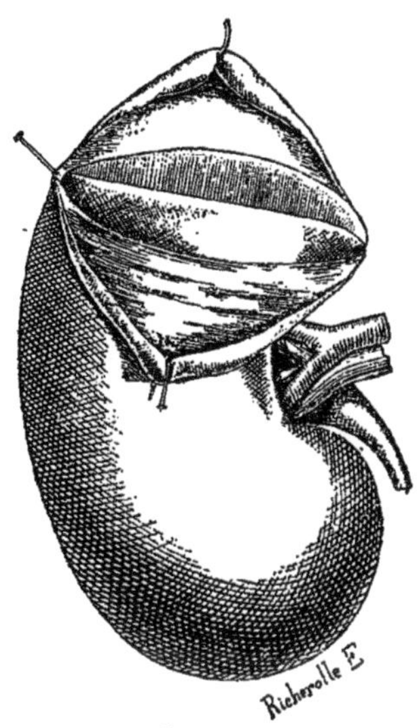

Figure 1. — Résection partielle sous-capsulaire du rein. — Les deux lambeaux de
capsule sont rabattus et seront suturés.

vers l'incision. Je sectionne le tiers du rein, qui est
immédiatement pesé. Je fais cesser la compression
des vaisseaux du hile ; la surface de section saigne assez
abondamment, mais la compression atténue l'hémorragie ; la capsule rabattue sur la surface de section,
est exactement suturée au catgut, elle parfait l'hémostase. C'est en somme une résection partielle sous-capsulaire du rein. Les parois abdominales sont suturées
comme dans la première opération (1).

(1) Au début de mes expériences je craignais les hémorragies et j'opérais
ainsi : le péritoine qui recouvre le rein étant ouvert, j'attirais l'organe à l'ex-

Six semaines à deux mois après cette seconde opération, je fais de nouveau la laparotomie et je résèque
par le même procédé l'extrémité inférieure du rein. Je
fais ainsi, de deux en deux mois (1), une suppression
progressive du parenchyme rénal et je pèse soigneusement chaque fois les quantités enlevées. J'ai pratiqué

térieur, puis je transperçais son tiers supérieur avec deux épingles placées
en croix. Je jetais au-dessous une ligature à la soie, les épingles empêchent
la ligature de glisser et j'obtenais ainsi l'hémostase ; je sectionnais au-
dessus de la ligature l'extrémité du rein. Ce procédé avait le grave
inconvénient de laisser des épingles dans le rein et dans le ventre; elles
provoquaient des adhérences de tous côtés, si bien qu'une seconde opération
devenait très laborieuse, sinon impossible. De plus il restait entre ma section
et le lien constricteur un certain poids de parenchyme que je ne pouvais
évaluer exactement; l'expérience m'avait bien appris qu'il s'élevait en général
à 20 grammes, mais ce n'était là qu'un à peu près indigne d'une méthode
réellement scientifique. Je modifiai alors mon procédé. Je faisais comprimer
le pédicule, je sectionnais le rein, capsule et parenchyme, puis je liais les
artères dans le plan sectionné. Une des causes d'erreur était ainsi supprimée, mais cette façon d'agir est pénible, car les artères sont friables et
cèdent sous la pince, si bien que j'avais la plus grande difficulté à faire
l'hémostase.

Plus tard je transperçai le parenchyme au-dessous de ma section, au
moyen d'une aiguille munie d'un fil double qui me servait à faire une ligature en chaîne. J'avais encore de fortes adhérences du rein au péritoine, au
niveau de la surface de section.

J'aurais pu substituer à cette façon de faire le moyen que Cl. Bernard em-
ployait pour la démonstration de la glycogénie hépatique. Il consistait à
faire des ligatures successives du foie; cette méthode est facilement applicable au rein, mais elle était insuffisante puisqu'elle ne me donnait pas le
poids du segment ainsi supprimé. C'est pourquoi j'abandonnai encore
cette opération pour choisir celle que j'ai exposée. Elle met à l'abri de ces
accidents, elle est facile à exécuter, jamais elle ne m'a donné d'hémorragie
primitive ou secondaire et, grâce à l'absence d'adhérences aux viscères voisins,
elle rend très aisées les opérations successives nécessaires à la méthode.

(1) Alors que je craignais les suppressions brusques du champ d'excrétion
de l'urine, j'espaçais mes opérations de deux en deux mois ; je les ai rapprochées, me basant sur l'étude de la rapidité de la régénération, et maintenant je les pratique tous les dix jours, tous les cinq jours même.

ainsi jusqu'à cinq néphrectomies partielles sans tuer l'animal en expérience.

Telle est la technique, voyons les résultats. Ils portent :

1º Sur les modifications qualitatives et quantitatives de l'urine;

2º Sur les quantités de parenchyme nécessaires à la vie (1).

1º Les troubles de la sécrétion urinaire après la néphrectomie ne peuvent être étudiés directement chez l'homme. Il faudrait pour apprécier ces résultats que le rein enlevé fût normal; or ce n'est jamais le cas, sauf dans deux circonstances : certaines néphrectomies pour rein flottant, et les extirpations par erreur de diagnostic. Précisément les observations publiées à ce sujet manquent de détails, et les erreurs de diagnostic, publiées en général au milieu d'une discussion, ne sont accompagnées d'aucun relevé de l'urine. Au contraire, les analyses et les dosages sont rapportés dans un nombre considérable de pyélonéphrites simples ou calculeuses, mais

---

(1) Pour obtenir un résultat réellement scientifique, j'enferme deux chiens pendant huit jours, avant l'opération, dans deux de nos cages destinées à permettre le dosage de l'urine, et chaque jour, on leur donne exactement la même quantité d'alimentation. Je note la quantité d'urine et d'urée excrétée dans les vingt-quatre heures. Après huit examens, j'endors l'un des chiens et je lui fais la néphrectomie, j'endors l'autre et je ne pratique sur lui aucune opération, puis tous deux sont replacés dans les cages et on note chaque jour les produits éliminés. On a toutes chances d'éviter ainsi les causes d'erreur. La différence dans les proportions d'urine et d'urée est évidemment due à l'ablation du rein, puisque les deux animaux ont été soumis aux mêmes influences.

alors le rein qu'on enlève est malade depuis longtemps; son congénère est hypertrophié, son activité physiologique est augmentée, si bien que l'ablation du rein
malade ne donne plus la résultante exacte du fonctionnement d'une glande normale. Après l'ablation de la
glande, la quantité d'urine, d'abord diminuée, augmentera
très vite et atteindra son taux habituel sans qu'il y ait
besoin pour cela d'aucun nouveau phénomène d'hypertrophie. Le fait est bien évident dans l'observation de
Thiriar (*Revue de chir.*, 1888. p. 7), qui pratique ces analyses avec une grande précision. DEUX JOURS après une
néphrectomie pour néoplasme, le malade avait recou-
vré sa quantité normale d'urine et d'urée. Il est certain
qu'un processus d'hypertrophie ne va pas si vite en
besogne. C'est que le rein enlevé ne fonctionnait plus
depuis longtemps, et que la diminution des liquides
excrétés après l'opération tenait simplement à un acte
réflexe. Aussi voyons-nous la réparation fonctionnelle
beaucoup plus tardive dans les cas où l'opération porte
sur un rein qui fonctionne encore. A la page 23 du
même travail, je relève un cas de néphrectomie pour une
tumeur kystique peu développée. Le malade mit SEPT
JOURS à regagner le taux normal de l'urine et de l'urée.
Ces faits nous prouvent que la clinique ne peut nous
donner des résultats exacts sur les résultats de la néphrectomie.

L'expérimentation m'a montré qu'après la néphrectomie, la quantité d'urine et d'urée diminue brusquement et devient nulle, puis elle augmente progressivement pour regagner en six jours le taux normal.

L'urée suit une évolution parallèle. Voici cette courbe
de l'urine et de l'urée après une néphrectomie totale et
deux néphrectomies partielles.

Il y a d'abord diminution qualitative et quantitative de l'excrétion. Le rein qui fonctionne seul
est alors fortement congestionné. L'examen microscopique de l'urine extraite deux jours après l'opéra-

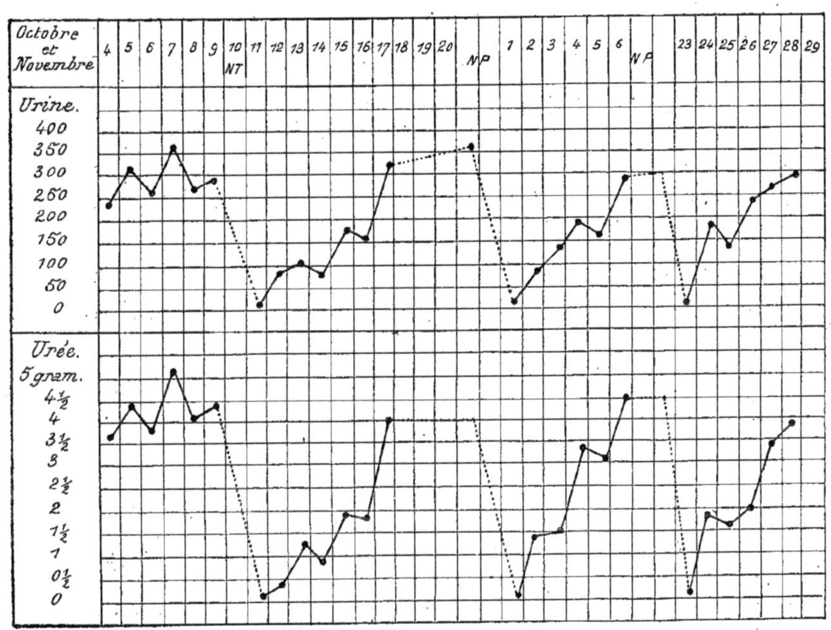

FIGURE 2. — NT. Néphrectomie totale. NP. Néphrectomie partielle.

tion, par cathétérisme de la vessie, m'a permis
de constater une quantité notable de globules rouges.
Dans une expérience où j'avais préalablement pra-

2-P

tiqué une exstrophie vésicale pour voir les caractères de l'urine excrétée par le rein resté seul, j'ai trouvé le liquide fortement teinté de sang à sa sortie de l'uretère correspondant.

Nous pouvons donc établir cette première conclusion : toute néphrectomie s'accompagne d'une *suppression presque complète de l'urine et de l'urée*, durant un temps variable qui n'excède pas vingt-quatre heures. En six jours la glande suffit à rétablir l'équilibre parfait. La durée de cette réparation fonctionnelle se fait d'autant plus vite que la quantité de rein enlevée est moins considérable. La suppression de l'urine ne peut s'expliquer que par une action réflexe sur le rein devenu unique, car ce rein est congestionné, comme en témoigne l'hématurie qui suit l'opération.

2º *La quantité de parenchyme rénal nécessaire à la vie* se déduit aisément du poids du rein après la dernière néphrectomie partielle (1).

Sans vouloir poser ici une loi mathématique (2) que ni l'expérience, ni la variabilité des phénomènes certains,

(1) Mais pour cela il faut que les excisions de fragments du rein soient répétées à courte échéance, de façon à ce qu'elles aient lieu avant que l'hypertrophie ait réparé la perte de substance que nous avons faite.

(2) Après ces néphrectomies successives, les animaux ne meurent pas d'urémie, ils ne s'éteignent pas en plusieurs jours comme cela a lieu après la suppression des deux reins, le fragment qui reste continue à fonctionner, l'urine contenue dans la vessie en est la preuve, ils succombent brusquement en 24 ou 36 heures dans un état de collapsus profond, analogue à ce que l'on désigne chez nos opérés sous le nom de choc traumatique ; je n'ai malheureusement pas relevé la température à la suite de ces dernières opérations, de sorte que je ne puis affirmer l'analogie complète de ces deux états. Je signale le fait pour montrer que ces animaux succombent par suite d'une opération que l'état de leur appareil rénal ne leur permet pas de

ne permettraient, nous pouvons conclure qu'il faut en moyenne 1 gramme à 1 gramme 50 de parenchyme sécrétant par kilogramme de substance animale à dépurer. (Exp. IV et IV *bis.*)

Ces chiffres ne correspondent qu'à des parties vivantes et actives, c'est le poids des parties qui travaillent, et il ne comprend en aucune façon l'adipose sous-cutanée, véritable poids mort, substance dépourvue d'échanges nutritifs et ne donnant qu'un bien faible déchet justiciable des sécrétions du rein. Nos chiens sont maigres et actifs. Il faut si l'on veut appliquer ces données à la pathologie humaine prendre l'homme dans les mêmes conditions. La moyenne physiologique de 70 kilogrammes étant admise, l'homme a besoin pour entretenir dans ces fonctions un équilibre parfait, de 80 à 100 grammes de rein, soit à peu près le tiers ou le quart de ce qu'il possède normalement. Nous avons donc une richesse exagérée de parenchyme rénal. C'est une loi générale de physiologie pathologique. Nous possédons dans tous nos viscères une quantité de parenchyme supérieure à celle dont nous avons besoin normalement, c'est grâce à ce surcroît qu'il nous est possible de maintenir notre équilibre physiologique, malgré la destruction pathologique si fréquente d'une partie de nos tissus glandulaires.

supporter; il est donc probable que le poids du parenchyme rénal pourrait être diminué au delà de ce que nous avons obtenu.

II. — **De la suppression totale du poids des deux reins
sans accident**

Etant donné ces faits, je devais me demander jusqu'à quelle limite peut être poussée cette suppression
progressive du rein. Quand j'entrepris ces recherches,
je craignais de restreindre trop rapidement le champ
d'excrétion, aussi ne faisais-je que de minces résections
de l'organe, j'enlevais 2 ou 3 grammes de parenchyme,
j'étais ainsi obligé de revenir souvent à la charge. Après
avoir fait la néphrectomie totale d'un côté, on peut après
un mois supprimer hardiment un tiers de l'autre rein
sans provoquer aucun accident, et continuer ainsi par
fragmentation de 5 à 10 grammes de substance noble.

Voici, entre autres, une expérience bien nette à ce sujet.
(Exp. IV.) Un petit chien blanc, de 5 kilogrammes, subit,
le 25 mai 1888, une néphrectomie totale à gauche ; le
rein enlevé pèse 18 grammes. Le 4 juillet, c'est-à-dire
presque six semaines après cette première opération,
je lui enlève l'extrémité supérieure du rein droit (6 grammes de parenchyme). Le 8 août, j'enlève à l'extrémité
inférieure du même rein, un fragment pesant 5 grammes. Le 6 septembre, je sectionne sur le bord convexe
une partie de la substance corticale, soit encore 2 grammes de substance noble. Le 8 octobre, nouvelle néphrectomie partielle de 1 gr. 50. Il meurt le 15 octobre. Nous
lui avons supprimé 32 gr. 50 de rein. Or ses deux reins
pesaient ensemble 36 gr. Il ne devrait donc lui rester
que 3 gr. 50 de rein, dont je dois déduire le poids des
cicatrices qui est de 3 grammes, si bien qu'il n'a plus

que 50 centigrammes de tissu noble. Nous trouvons
que le moignon restant pèse 8 grammes.

De ce fait bien typique, corroboré par trois expériences, nous pouvons conclure que par des résections
successives on peut supprimer chez un animal un poids
de parenchyme rénal égal à celui des ses deux reins,
sans provoquer aucun accident. (Exp. IV *bis.*) Il semble
donc que la régénération du parenchyme soit indéfinie.
Ce n'est là qu'une vue théorique, car je n'ai jamais
pu conserver d'animaux après leur avoir extirpé
sensiblement plus que le poids total de leurs deux
reins. La mort dans ces cas est tout accidentelle, elle
ne paraît pas liée à l'insuffisance rénale, mais les opérations successives et l'hygiène défectueuse des animaux
enfermés ainsi pendant une année est défavorable à
leur nutrition. Ils succombent en général brusquement
et rapidement après l'opération.

III. — De l'hypertrophie compensatrice du rein

L'existence de cette hypertrophie étant établie, reste à
étudier *son évolution* et *le processus anatomique* qui la
constitue.

1º *Son évolution sur un rein normal et sur un rein
altéré, sa marche,* peuvent être étudiées par plusieurs
moyens. Tout d'abord *le relevé de la quantité d'urine*
que sécrète le parenchyme après l'opération, nous

donne la mesure de la régénération fonctionnelle et, indirectement, l'état d'hypertrophie du rein. Nous avons
vu qu'à partir du sixième jour l'urine et l'urée ont repris
leur taux normal. Il est probable qu'à cette date la compensation est faite. Un moyen plus direct consiste à
mesurer, après une néphrectomie, le rein du côté opposé.
Pour cela il suffit d'ouvrir l'abdomen de l'animal tous
les deux jours, et de prendre l'empreinte du rein; on
peut suivre ainsi pas à pas cette hypertrophie. En s'entourant d'une antisepsie parfaite, cette expérience est
facile à exécuter. Voici des figures ainsi obtenues et
dont j'ai montré l'original à la Société anatomique. Sur
un chien laparotomisé, le rein est amené à l'extérieur,
et pendant qu'il est muni de son pédicule, je prends le
contour du rein sur un papier stérilisé, puis j'extirpe
l'organe. Deux jours après j'ouvre de nouveau l'animal,
j'amène le rein unique hors du ventre, et je prends
sur le même papier aseptisé son contour. De deux en
deux jours je trace ainsi le diagramme de la glande et,
en superposant les dessins obtenus, je vois à quel
moment le rein termine son hypermégalie. C'est en
général du dizième au quinzième jour. Il est évident
que je n'ai par ce procédé que des mesures approxima-
tives, puisque j'obtiens des surfaces et non des volumes.

Un autre moyen m'a permis de suivre cette évolution, c'est la pesée du rein d'animaux sacrifiés à un jour
déterminé après la néphrectomie. Ainsi, un chien dont
le rein gauche, enlevé le 3 novembre, pesait 48 gr., est
sacrifié seize jours après. Je trouve que son rein droit
pèse 60 gr. Un autre dont le rein droit, enlevé le

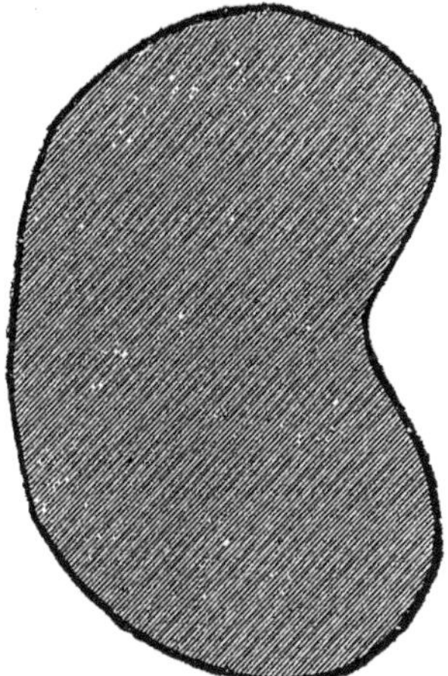

Figure 3. — Néphrectomie, le 3 novembre 1888. Rein gauche, 48 gr.

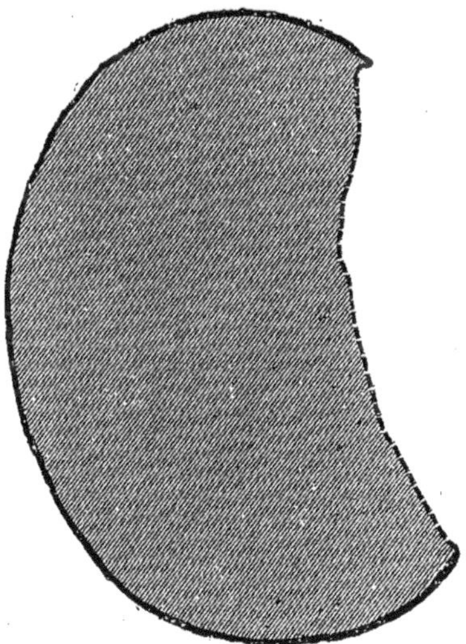

Figure 4. — 21 novembre. Rein droit, 60 gr.

23 octobre, pèse 32 gr., est sacrifié huit jours après.
Son rein gauche pèse 37 gr. 50. Cette hypertrophie est

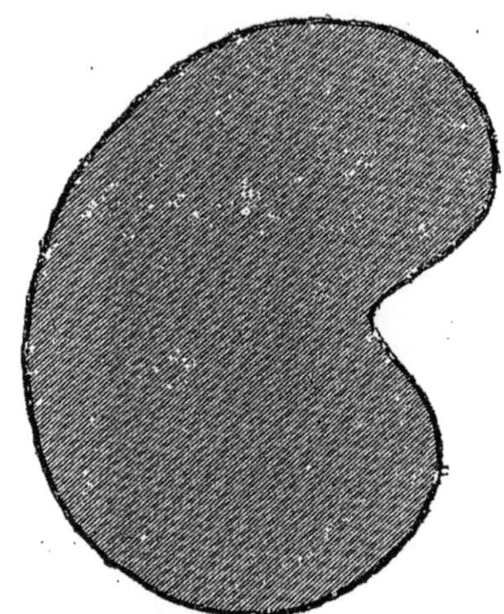

Figure 5. — Néphrectomie le 21 novembre. (Exp. VIII.)

donc parfaite en dix à quinze jours, et elle augmente en
moyenne de 1 gr. par jour, pour un poids de parenchyme voisin de 30 gr.

Cette *rapidité* dans l'évolution des phénomènes
d'hypertrophie *a une importance capitale au point de
vue clinique.* Il est de notoriété commune que l'homme
peut vivre un certain temps sans éliminer d'urine.
Je relève trois, cinq, sept, onze jours dans les observations d'anurie calculeuse avec guérison du malade
(Thèse de MERKLEN : *De l'anurie.*) Quand une faible
quantité d'urine est excrétée, la durée est beaucoup
plus longue ; elle peut aller jusqu'à quinze et vingt jours.
Or, nous venons de voir que la réparation fonction-

nelle ne demandait même pas un si long temps pour s'établir après la néphrectomie. Cette rapidité de ré-

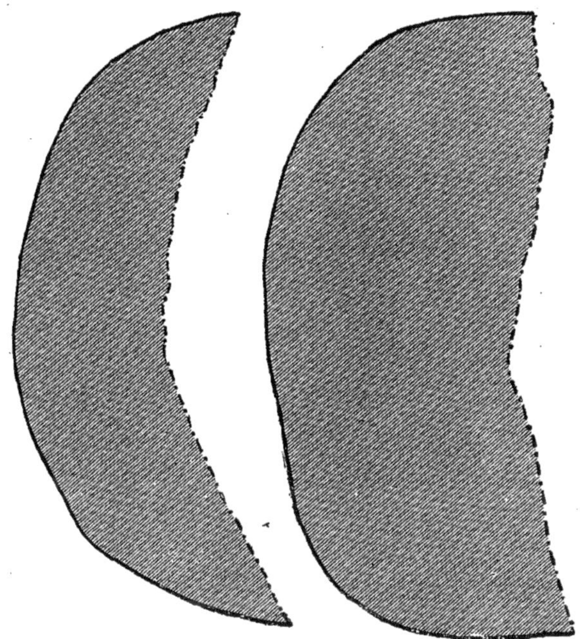

FIGURE 6. — Le 5 décembre.   FIGURE 7. — Le 14 décembre. (Exp. VIII.)

paration explique la bénignité d'une néphrectomie quand le rein du côté opposé est capable de subir l'hypertrophie compensatrice. Pendant les quelques jours qui suivent l'opération, un seul rein, aidé dans sa tâche par les émonctoires de suppléance, l'intestin et la peau, suffit à l'élimination des matériaux extractifs de l'urine, et permet l'établissement de l'hypertrophie compensatrice.

Nous venons de voir comment se fait la suppléance rénale dans les cas où le parenchyme rénal est sain, où la quantité est restreinte, mais formée d'éléments normaux. Dès lors se pose la question suivante : la même compensation *peut-elle être espérée si ce parenchyme est altéré?* C'est là le point dominant de la chirurgie rénale ; tous ses succès, tout son avenir est dominé par ce fait, *quel est l'état du rein opposé ?* Les premiers opérateurs l'ont bien vu, et depuis que cette glande est du ressort de la chirurgie, tous se sont efforcés de répondre à cette question. On a créé procédé sur procédé, sans arriver à un résultat pratique; la question mérite cependant la peine d'être étudiée et élucidée. Le hasard et les nombreuses expériences que j'ai tentées m'ont conduit à cette conclusion : la compensation physiologique ne peut s'établir que si le parenchyme rénal du côté opposé est sain. Il peut être détruit et supprimé dans une *étendue égale environ au tiers* de son poids physiologique, mais la partie restante doit être normale ; s'il existe une néphrite généralisée, l'ablation de l'un des reins est suivie d'une issue funeste.

La première proposition est facile à démontrer expérimentalement. Il suffit d'enlever à un chien la moitié du rein d'un côté, puis de pratiquer, une semaine après, la néphrectomie totale du côté opposé. (Exp. VI.) L'animal supporte parfaitement l'intervention.

Le hasard m'a conduit à vérifier expérimentalement ce que la clinique nous montre : la gravité des lésions de néphrite généralisée et bilatérale. Sur deux

animaux auxquels je fis la néphrectomie, je constatai
que le parenchyme enlevé était mou, grisâtre, semblable à
celui que nous trouvons dans les néphrites chez l'homme.
L'examen micrographique pratiqué immédiatement
me révéla, dans les deux cas, des lésions de néphrite épithéliale diffuse et généralisée, les deux animaux succom-
bèrent par anurie quatre jours après l'opération.
L'autopsie montra un foyer opératoire normal, et des
lésions de néphrite parenchymateuse dans le rein du
côté opposé. Fait curieux, ce rein ne présentait pas trace
d'hypertrophie. La pesée et l'examen micrographique furent également démonstratifs à cet égard. (Exp. X et XXV.)

Il semble donc que dans ces cas de néphrites,
les animaux et les opérés de néphrectomie succombent
par suite du défaut d'hypertrophie compensatrice. La
rétention des produits excrémentitiels, temporaire dans
les cas de reins normaux, est définitive et fatale si les
reins présentent une altération générale.

Tout le problème est donc résumé par cette question :
Peut-on prévoir les lésions bilatérales du rein?

A côté des nombreux procédés qui se proposent de
résoudre le problème, la chirurgie en néglige un qui
nous paraît cependant pouvoir donner de précieux renseignements, *c'est le dosage de l'urée et des matériaux
extractifs de l'urine*. Les malades qui ont des lésions
bilatérales peu accentuées éliminent peut-être en quantité suffisante les matériaux de l'urine. Mais, tous ceux
dont les reins sont gravement atteints, rendent une
quantité d'urée inférieure à la normale ; si aucun signe
clinique ne vient trahir cet état précaire de l'organisme,

c'est que les émonctoires de suppléance, la peau, l'intestin, le poumon même sont mis à contribution pour
parfaire la dépuration et maintenir l'équilibre physiologique. Mais cet état d'insuffisance rénale latente peut
être décelé par l'analyse des produits excrétés par le
rein. Les résultats de cette analyse nous prouvent que
le rein ne suffit pas à sa tâche. De plus, la diminution
dans les produits excrémentitiels de l'urine démontre
que le rein n'a pas subi l'hypertrophie compensatrice —
qui est de règle dans les cas de lésions unilatérales — or
l'expérience vient de nous prouver que cette hypertrophie ne fait défaut que dans les altérations graves et
étendues de la glande; nous pouvons donc conclure
que cette insuffisance rénale est l'indice de lésions bilatérales irrémédiables et suffisantes pour empêcher
toute compensation de s'établir.

La moindre perturbation fonctionnelle, la moindre
opération rompra cet équilibre instable, surtout si
elle porte sur un rein qui prend une part, même
minime, à cette stabilité fictive. Or la lecture des
faits nous montre que la mortalité après la néphrectomie est due pour l'immense majorité des cas, à
ces lésions bilatérales méconnues. On est frappé de
voir en pareils cas l'absence de dosage de l'urine avant
l'opération. Il y a certainement là un élément de
diagnostic trop souvent méconnu. Nous croyons dès
maintenant qu'un abaissement marqué et constant de
l'urée contre-indique cette opération, j'irais même plus
loin, et je dirais contre-indique toute opération. La
façon dont les malades meurent en pareil cas est

.instructive. Je ne veux pas toucher ici la question de la mort, après les instructions chirurgicales sur *les rénaux*, il me serait facile de montrer que ces malades succombent rarement à l'urémie, et presque constamment au choc traumatique!

IV. — Processus anatomique de la régénération compensatrice

L'ablation d'un rein est suivie de l'augmentation de volume de son congénère. Le fait était connu au siècle dernier, mais la nature de cette hypertrophie n'a pas été élucidée. Un aperçu rapide de ce qui a été écrit sur le sujet va nous le prouver.

Les premiers observateurs remarquèrent que l'absence congénitale d'un rein s'accompagnait d'une hypertrophie du rein unique. Rayer (1), ce maître de la pathologie rénale, a montré que le parenchyme restant est à peu près doublé de volume. A sa suite, Storck (2), Steiner et Neureutter (3), Hertz (4), ont rapporté des faits semblables. Les anatomo-pathologistes retrouvèrent la même hypertrophie dans les cas pathologiques. Valentin (5), Rosenstein (6), qui a beaucoup emprunté à

(1) RAYER. — *Traité des maladies des reins*, T. III, p. 457, Paris, 1839.
(2) STORCK. — *Hopital Tidende*, n° 17, 1863.
(3) STEINER. — *Prag. Vierlljahrsschr*, T. CV. p. 79.
(4) HERTZ. — Cité in *Arch. de méd.*, février 1875.
(5) VALENTIN. — *De morbis nerv. cerebr. et nervi sympt.* Bern, 1830.
(6) ROSENSTEIN. — Ueber complem. Hyp. der Nier. in *Arch. fur. path. Anat. und. Phys.* T. LIII, p. 141, 1871.

Rayer et a commis des erreurs sur ce sujet, Rokitansky (1), Beckmann (2), Vogel (3) et plus près de nous Lancereaux ont signalé des lésions unilatérales du rein avec hypertrophie de la glande saine. Le fait était dès lors bien acquis, aucune controverse ne s'élève à ce sujet, mais l'accord cesse aussitôt qu'il s'agit d'interpréter la cause de cette augmentation de volume. Valentin et Rokitansky pensent à une hypertrophie pure et simple de tous les éléments de la glande; Rosenstein, Vogel et Beckmann penchent plutôt vers une hyperplasie, sans pouvoir le démontrer, car tous leurs animaux en expérience ont succombé en quelques semaines, si bien que le premier de ces observateurs va jusqu'à nier la survie prolongée après la néphrectomie. Lancereaux (4) admet l'hypertrophie des canaux contournés, de leur épithélium, et même des corpuscules de Malpighi; il appuie ses conclusions d'un dessin démonstratif. Ces résultats furent repris, analysés et admis dans la volumineuse thèse de Melchior Torrès (5) qui conclut à l'hypertrophie vraie et simple de tous les éléments de la glande.

Une analyse plus fine et plus détaillée, des perfectionnements dans la technique histologique remirent, ces temps derniers, cette question en litige. Ribbert (6) croit

(1) Rokitansky. — In *Beckmann Arch. f. path. Anat.* T. XI, p. 50, 1857.

(2) Atrophie der Buckenniere. *Arch fur. path. Anat.* T. XI, p. 50.

(3) Vogel. — Anat. Stud. uber Nierenhyp. *Arch. fur Anat. und Phys.* T. X, p. 305.

(4) Lancereaux. — *Atlas d'anat. path.*, p. 52 et 348, fig. 30 et 31.

(5) Melchior Torrès. — Thèse de Paris, 1878.

(6) Ribbert. — *Arch. fur Anat. Path.*, T. LXXXVIII, p. 11. Hyp. comp. du rein.

à une prolifération épithéliale des tubuli contorti ; Tizzoni
et Pisenti (1) admettent que les plaies des reins sont sus-
ceptibles de néoformations canaliculaires et glomérulaires, tandis que leur compatriote Golgi (2) admet un bourgeonnement des canalicules anciens, dans lesquels il a
vu des cellules en karyokinèse, et que Podwyssowski
(Iéna 1886) rejette l'opinion de Tizzoni. Enfin, dans un
travail tout récent publié dans les *Archives de Virchow*,
Eckardt (3), se basant sur la numération des glomérules,
admet leur hyperplasie dans le cas d'absence congénitale d'un rein, tandis qu'il croit à une hypertrophie
simple des éléments après la néphrectomie chez l'adulte.

Au milieu d'opinions si disparates, nos expériences
étaient bien faites pour juger le différend, puisque personne n'a provoqué des hypertrophies du rein poussées aussi loin que nous l'avons fait. Il suffisait pour
cela d'examiner chacun des fragments que nous
avions enlevés. J'ai fait ces examens au laboratoire
d'anatomie pathologique de la Faculté de médecine,
avec l'aide de M. Toupet, préparateur d'histologie, et sous
la direction de M. le professeur Cornil. Les premières
pièces que nous examinâmes vinrent à l'appui de la
théorie de l'hypertrophie simple. Nous trouvions *en
certaines régions localisées*, une augmentation de volume
des tubes contournés et de leur épithélium, les glomérules étaient nettement plus gros. Au micromètre il
était facile de constater que la différence était de *un*

<hr>

(1) Pisenti. — *Arch. ital. de biol.*, 1883, p. 193.
(2) Golgi. — *Arch. ital de biol.*, T. II, p. 265, 1882.
(3) Eckardt. — *Arch. de Virchow*, déc. 1888.

quart. Plus de cent coupes examinées sur des fragments de rein ainsi enlevés, après un mois ou six semaines d'hypertrophie, ne nous montrèrent pas trace d'hyperplasie. Je pensai alors que ces examens négatifs tenaient à ce que l'hypertrophie au bout d'un mois était parfaite et que les hyperplasies rénales, si elles s'étaient formées, avaient acquis un développement complet et ne différaient plus des éléments anciens. Il fallait examiner des reins en voie récente d'hypertrophie. Le retour rapide de l'activité fonctionnelle après la néphrectomie, vient à l'appui de cette hypothèse. Je fis alors des néphrectomies successives, de cinq en cinq jours, afin d'obtenir des tissus de reins en pleine période d'évolution néoplasique. Les résultats sont absolument démonstratifs, et nous avons pu voir et suivre l'évolution des glomérules de nouvelle formation, à une époque variant de cinq en cinq jours après la néphrectomie ou après une contusion du rein.

Sur une préparation, colorée par le picrocarmin (2-13 septembre 1888), on voit dans certaines portions de la substance corticale, de grandes travées rouges qui s'étendent depuis l'arc vasculaire du rein jusqu'aux abords de la surface. Les travées correspondent à des vaisseaux irrités, et l'on remarque, tant dans la travée que dans les environs, une quantité tout à fait anormale de glomérules. Parmi ces glomérules, les uns sont complets, d'autres paraissent en évolution, et l'on trouve là tous les degrés, depuis le bourgeon vasculaire simple jusqu'au glomérule parfait. Ce travail de régénération semble ne pas se faire uniformément dans toute l'étendue du tissu rénal, il est limité à certaines régions plus spécialement. Tous les processus de néphrite évoluent d'ailleurs de cette façon et n'occupent

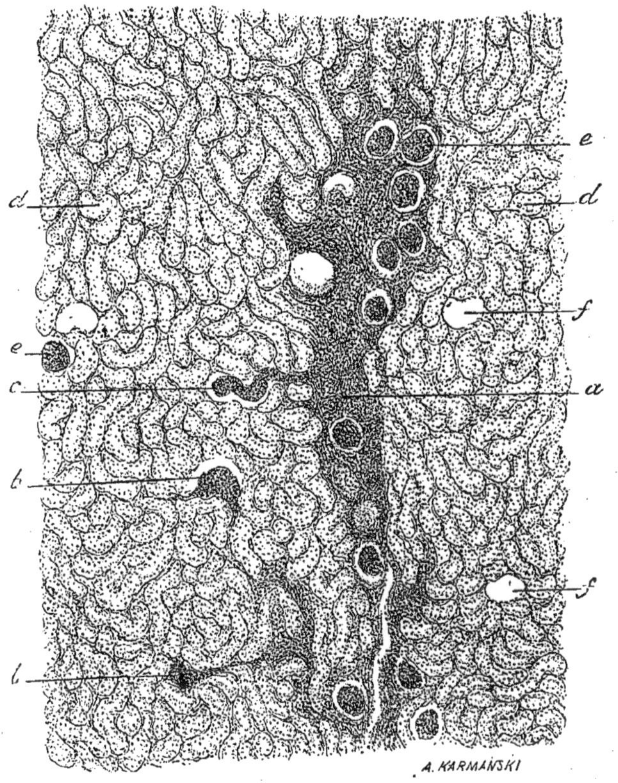

FIGURE 8. — Substance corticale. (Obj. 1. Oc. 1, Verick.)

Zone d'irritation. — *bb* bourgeon vasculaire pénétrant entre les tubes contournés. — *c* bourgeon vasculaire ayant davantage l'apparence de glomérule. — *d* tubes contournés. — *e* glomérules annexés. — *f* cavité de Bowman vide.

jamais que des portions limitées à côté desquelles le tissu du rein est sain ou presque sain. (Fig. 8.)

3-P

On voit très nettement que les travées d'irritations dont nous avons parlé, sont sous la dépendance de gros vaisseaux; le calibre de ces vaisseaux est augmenté de volume ; leur paroi est épaissie, infiltrée de cellules embryonnaires; puis de ces gros vaisseaux, tranchant nettement au milieu des tubes contournés, partent les branches secondaires, dont les unes se terminent par des glomérules, les autres forment des bouquets qui s'insinuent entre les tubes contournés et n'ont encore qu'une apparence très vague de glomérule complet.

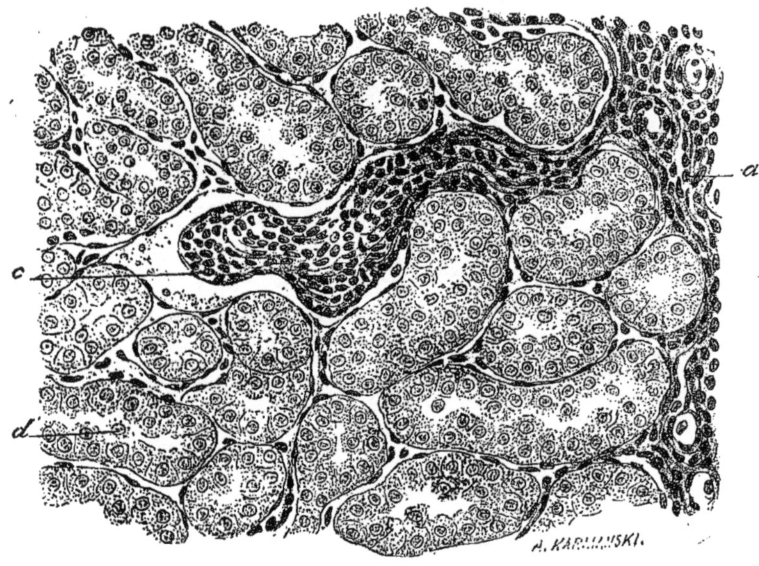

FIGURE 9. — Bourgeon vasculaire *c* de la fig. 8. (Obj. 7, Oc. I.)
a Prolifération embryonnaire. — *c* Bourgeon vasculaire. — *d* Tubes contournés.

En somme, dans ces régions on voit deux choses distinctes, des glomérules accumulés en grande quantité au milieu des travées irritatives, puis dans les régions voisines d'autres glomérules qui semblent en voie de formation.

Quelquefois on voit des bourgeons très allongés, aussi larges à leur insertion sur le vaisseau principal qu'à leur extrémité. Celle-ci s'insinue entre des tubes contournés; trois ou quatre, en général, de ces tubes les limitent, ils sont immédiatement en contact avec eux. La continuité de ces bourgeons vasculaires avec les principales artères glomérulaires irritées n'est pas toujours facile à établir, parfois au milieu des tubes contournés on ne voit que les anses vasculaires en peloton, ne ressemblant encore que très vaguement à un glomérule dont elles sont loin d'ailleurs d'atteindre le volume; ces anses ne sont rattachées par aucun pédicule. Comme dans les mêmes régions on aperçoit nombre de vaisseaux hypertrophiés dilatés, dont la continuité avec des artères géomérulaires est nette, il y a tout lieu de croire que ces pelotons s'y rattachent. Mais en quelques points cette continuité existe et est d'une netteté parfaite. Il semble donc indubitable qu'il y a là une prolifération de tout le système vasculaire, prolifération beaucoup plus intense dans certaines portions du rein.

Les vaisseaux proliférés se terminent par des sortes de bouquets de capillaires, qu'on peut considérer comme donnant plus tard naissance à des bouquets glomérulaires. Comment ces bouquets logés au milieu des tubes contournés se transforment-ils en glomérules? Il nous a été assez difficile jusqu'ici de suivre directement l'évolution complète de cette transformation. Un fait cependant nous a frappé. Il n'est pas absolument rare même sur un rein normal de rencontrer deux glomérules au contact l'un de l'autre. Sur les reins hypertrophiés cette disposition nous a paru plus fréquente qu'à l'état normal. Le volume de ces glomérules est également plus considérable.

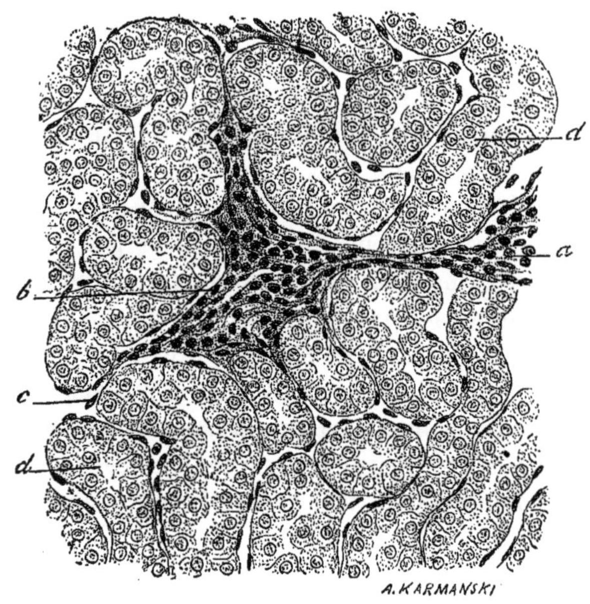

FIGURE 10. — Bourgeon vasculaire *b* de la fig. 8.

a Pédicule vasculaire en continuité avec la zone de prolifération. — *b* Anse glomérulaire en voie de formation. — *d* Tubes contournés.

En troisième lieu on voit nettement dans certains cas que le bouquet glomérulaire a deux pédicules au lieu d'un. Parfois encore on voit une cavité glomérulaire à moitié vide, il ne reste qu'un bouquet, ne paraissant pas d'ailleurs comprimé par un exsudat comme le fait s'observe dans la néphrite glomérulaire.

Si on joint à cela que le processus de prolifération est beaucoup plus intense dans les environs des glomérules, on peut se demander si les bourgeons vasculaires ne pénètrent pas dans les cavités glomérulaires pour se développer à côté des anses existant antérieurement et former un glomérule à deux pédicules, les deux portions resteraient d'ailleurs simplement au contact l'une de l'autre. Dans d'autres circonstances enfin, on voit nettement deux cavités glomérulaires à peu près d'égales

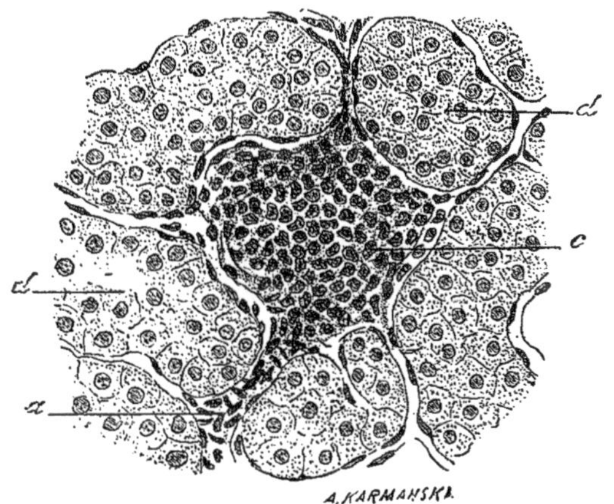

FIGURE 11.

Glomérule en voie de formation sur un rein de lapin. — Hypertrophie datant de 7 jours. — a Vaisseau. — c Glomérule embryonnaire. — d Tubes contournés.

dimensions, communiquant l'une avec l'autre. Cette communication est fréquente, car, si l'on pense que les glomérules ont une forme sphérique et que le contact de ces deux sphères peut s'établir sur un point assez limité, il est à présumer que nombre de cavités, qui sur les coupes semblent simplement rapprochées, communiquent soit au-dessus, soit au-dessous de la surface de section. Cette pénétration des anses glomérulaires néoformées dans les cavités préexistantes ou leur accolement à ces cavités nous semble être le mode d'entrée en fonction des glomérules de compensation, au moins dans l'immense majorité des cas. Nulle part en effet on ne trouve de processus d'irritation du côté des tubes contournés. Ceux qui sont immédiatement au contact avec les vaisseaux néoformés n'en présentent pas trace.

Cependant il est possible que ce mode d'entrée en fonction ne soit pas le seul. On peut supposer que certains glomérules néoformés pénètrent au milieu des tubes contournés en s'entourant d'une membrane conjonctive qui leur servira plus tard de capsule de Bowmann; puis, à un moment donné, une ouverture directe se fait dans un des nombreux canaux ambiants. Chez le chien, qui présente un rétrécissement au niveau du point d'abouchement du tube contourné dans la capsule, cette hypothèse est assez difficile à vérifier; chez le lapin, au contraire, l'abouchement se fait à plein canal ; peut-être sur cet animal nous sera-t-il facile d'élucider cette question. D'ailleurs elle n'a qu'une importance secondaire, puisque à l'état normal on ne voit que très exceptionnellement cette continuité.

Conclusions

De l'ensemble de ces recherches nous pouvons conclure que par des résections successives du rein, on peut aller jusqu'à supprimer, en poids et en volume, le poids et le volume correspondant à ceux des deux reins de l'animal.

Cette diminution du champ sécrétoire ne s'accompagne d'aucune perturbation fonctionnelle, l'urine et l'urée après les oscillations dues à l'opération reprennent leur taux normal, le développement même des animaux adolescents s'effectue sans aucun trouble.

Ce fait est dû à l'hypertrophie compensatrice du parenchyme, qui débute immédiatement après la néphrectomie. Au bout de quarante-huit heures elle est déjà notable; du dixième au quinzième jour elle est complète. L'étude des sécrétions fonctionnelles et l'examen direct de l'organe me l'ont prouvé. En général elle progresse de 1 gr. par jour sur un rein pesant de 30 à 40 gr. La rapidité de ce processus de réparation est importante, car l'organisme supporte facilement une rétention des produits excrémentitiels de l'urée, pendant la durée de cette réparation.

Cette hypertrophie est presque indéfinie. Toutefois aussitôt que l'élimination de l'urée diminue ou atteint

la limite, toute nouvelle intervention est fatale. On voit
alors que le parenchyme sécréteur représente à peu près
1 gr. 50 par kilogr. de l'animal, ce qui donne pour
l'homme adulte une moyenne de 100 gr.

Cette hypertrophie, pour se produire, a besoin d'un
tissu normal, elle ne peut s'effectuer dans les néphrites.

On pourrait prévoir que le rein n'est pas susceptible de
s'hypertrophier, en dosant la quantité d'urée qu'il élimine,
c'est là un élément de diagnostic et une contre-indication
opératoire trop souvent négligés.

Cette augmentation de volume de l'organe est due en
partie au développement de chacun de ses éléments, et
en partie à une véritable néoformation glomérulaire.

CHAPITRE II

NÉPHRORRAPHIE

La fixation du rein doit être préférée à la néphrectomie. — La cause de ses
échecs tient à la faiblesse de la cicatrice. — Deux nouvelles méthodes
permettent d'obtenir une cicatrice résistante, l'une d'elles a été appliquée
deux fois à l'homme. — Rôle de la capsule du rein.

La fixation du rein flottant est une conquête de la
chirurgie toute récente; pratiquée d'abord par Hahn, de
Berlin, elle tend à remplacer la néphrectomie qui était
autrefois le mode de traitement exclusif de cette affection.
Tout ce que nous venons de dire de l'hypertrophie compensatrice du rein et de la nécessité d'être économe de
son parenchyme plaide en sa faveur. Une méthode ana-
plastique est toujours préférable à une exérèse radicale,
quand elle est aussi bénigne et aussi efficace. Le parallèle
entre ces deux opérations rivales nous a prouvé que la
fixation du rein était moins grave que son ablation. La
première se chiffre par une mortalité de 73 %, du moins
pour la néphrectomie abdominale, tandis que la seconde
sur 19 cas, nous donne 18 guérisons, soit 94,5 % de
succès opératoires.

. Quant à *l'efficacité* des deux méthodes, elle est tout

en faveur de la néphrectomie, qui ne donne jamais de récidive, alors que la néphrorraphie porte à son actif des insuccès thérapeutiques. La conclusion s'impose. C'est à perfectionner la technique de cette dernière, c'est à analyser ses causes d'insuccès que nous devons nous appliquer, afin d'étendre le champ de ses indications. Je ne prétends pas rendre ainsi tous les reins déplacés justiciables de cette opération. Elle sera peut-être contre-indiquée dans les cas de rein irréductible dans la fosse lombaire, et son emploi sera toujours réservé aux cas où un bandage bien appliqué restera insuffisant. Dans tout autre circonstance, elle semble l'opération de choix, elle est même *seule* susceptible de porter re-mède au rein flottant quand il est bilatéral et à l'hydro-néphrose intermittente. Je laisse de côté ces conclu-sions thérapeutiques que la lecture des observations permet de formuler, et je vais chercher les causes des insuccès thérapeutiques et le moyen d'y remédier.

Pour fixer définitivement un rein déplacé, *il faut une cicatrice susceptible d'une résistance considérable.* Aucun des opérateurs ne s'est préoccupé de ce facteur, chacun a cru qu'il devait simplement remettre un rein en place, c'est-à-dire créer une cicatrice capable de supporter 170 à 200 grammes. Le fait est exact quand le rein seul est déplacé, ce qui n'a guère lieu que pour le rein flottant congénital. Il n'en n'est pas ainsi quand l'intestin suit la glande dans son déplacement. La néphroptose siège généralement à droite; or, de ce côté, le rein est indissolublement lié au cœcum par un ligament qui suspend ce dernier. J'ai décrit ailleurs ces

moyens de fixité et ces connexions (1). J'ai montré que la
glande ne peut se déplacer sans entraîner avec elle cette
partie de l'intestin. Peut-être même par ses tractions le
cœcum contribue-t-il à la mobilité pathologique du
rein. Que l'entéroptose soit primitive ou secondaire, il
ne s'ensuit pas moins que le rein fixé devra supporter
le poids toujours considérable du cœcum. De plus, la
glande rénale est sous-jacente au foie, qui par son extrémité droite vient appuyer sur le ligament supérieur du
cœcum. Or, c'est là une pression considérable qui mérite
qu'on en tienne compte. Nous voilà ainsi conduits bien
loin de notre donnée première; les 200 grammes à supporter par la cicatrice du rein fixé se sont singulière-
ment accrus. Aussi tous les moyens timides de fixation, destinés à supporter le poids seul du rein, ont-ils
échoué. En somme il faut une *cicatrice très solide*.
Tel est le premier point acquis. Où la prendre? Tel est
le problème opératoire.

La capsule adipeuse, la capsule propre du rein, la
glande elle-même ont été fixées à la plaie lombaire. Si
nous connaissions l'anatomie pathologique du rein flottant, si nous savions exactement pourquoi cet organe
devient mobile et quels sont les moyens de fixité qui se
relâchent en pareils cas, il serait bien facile d'y remédier
en les raccourcissant, mais nous n'avons à ce point de
vue aucune autopsie bien exacte; les ligaments du rein
appartiennent au péritoine, ainsi que Fritz l'a démontré
dès 1849, il est donc impossible de les raccourcir
et il faut fixer, ou la capsule adipeuse, ou le rein. La

____

(1) TUFFIER. Le cœcum et ses hernies. *Arch. gén. de Méd.*, 1887.

suture des parties celluleuses de la capsule a été tentée par quelques chirurgiens timides et qui ne connais-
saient pas la bénignité des plaies du rein. C'est ce que fit
Hahn au début, et ses échecs thérapeutiques prouvent
l'insuffisance du procédé. Les brides celluleuses molles
et diffluentes ne forment pas un rempart cicatriciel suffisant. Les observations le prouvent. Sur cinq cas il y a
cinq guérisons opératoires, et cinq échecs thérapeutiques. La mobilité reparaît après quelques mois, il ne
peut en être autrement

L'innocuité des piqûres du rein a été démontrée par
mes expériences. Nombre de chirurgiens n'ont pas
craint de traverser le parenchyme par dix ou douze fils
de catgut. Mais je crois qu'il n'est pas indifférent de traverser ainsi le rein avec autant de corps étrangers serrés fortement. J'ai montré à la Société anatomique (1)
des pièces expérimentales qui prouvent que le parenchyme soumis temporairement à cette constriction se
sclérose et s'atrophie. Si une telle opération aboutit, au
point de vue fonctionnel, à une néphrectomie, pas n'est
besoin de se donner tant de peine pour fixer l'organe,
mieux vaut l'enlever. On évitera toute récidive. Aussi
tout en regardant ce procédé comme de beaucoup
supérieur aux autres, je crois que l'on peut faire mieux,
en s'adressant à la physiologie pathologique.

Les dispositions anatomiques qui s'opposent à cette
fixation sont : 1° *la mobilité de l'organe*, suivant les mouvements respiratoires (2) ; 2° la présence à son niveau

(1) *Bull. Soc. anat.* 1888.
(2) *C'est là un fait indéniable. Dans toutes nos expériences, dans toutes les*

d'une *couche graisseuse*, molle et diffluente, dépourvue
de toute propriété plastique. Ces deux obstacles peuvent être facilement levés, le premier par la fixation
du rein, le second par la traction de l'organe en
dehors de sa couche graisseuse. En tous cas il faut
d'abord remplir ces deux indications, elles sont absolument indispensables. Mes expériences m'ont bien prouvé qu'un rein non immobilisé, ou laissé en contact avec
son atmosphère graisseuse (fig. 8), ne pouvait contracter
d'adhérences. J'ai dénudé et avivé des reins, puis je les
ai réduits dans leur loge. L'autopsie pratiquée plusieurs
mois après ne révélait pas la moindre adhérence solide,
à peine quelques tractus celluleux occupaient-ils la région
dénudée. Ils se rompaient sous la moindre traction.

Il est un dernier obstacle capital, à mon avis, et auquel
je ferai jouer le plus grand rôle : c'est *la capsule propre du
rein*. Cette capsule est lisse, mince, peu résistante, presque
dépourvue d'éléments vasculaires, entièrement fibreuse.
Elle constitue pour le rein une membrane isolante qui
le défend contre les inflammations périrénales, comme
elle protège l'atmosphère graisseuse contre les phleg-
masies qui prennent naissance dans le parenchyme.
Elle assure la vitalité indépendante de l'organe, et
lui permet de parfaire ses fonctions en quelque lieu
qu'il siège. Elle limite, elle enkyste les néoplasies ma-
lignes du rein, même quand elles ont acquis un volume
considérable. C'est un véritable vernis, elle en a les pro-

*opérations pratiquées par M. Guyon et dans lesquelles nous lui avons servi
d'assistant, dans les néphrorraphies que nous avons pratiquées nous-même
chez l'homme, nous avons toujours vu le rein suivre les mouvements respiratoires.*

priétés. La résistance de cette membrane était intéressante à connaître, puisqu'on a proposé de s'en servir comme moyen de fixité dans la néphrorraphie. A ce point de vue, nous avons essayé de *passer des fils dans la capsule* et d'y suspendre le rein.

Voici ce qui se passe dans ce cas. — Si l'anse du fil prend une faible largeur de cette capsule, le tissu se déchire sous la moindre traction. Si l'on prend un lambeau large en faisant cheminer une aiguille dans une longue étendue sous la membrane fibreuse, en accommodant sa courbure à celle du rein, on voit qu'aussitôt le fil serré, sa courbure se redresse, la capsule se déchire. Il est même curieux de voir que c'est à cette déchirure que les chirurgiens doivent peut-être leur succès. Toutes les méthodes qui s'adressent à cette membrane sont vouées à l'impuissance par ce fait que la capsule ne possède aucune propriété plastique, *c'est elle au contraire qui met obstacle à la fixation.*

Pour prouver ce fait j'ai institué les expériences suivantes : je fends la région lombaire pour arriver sur le rein, sans ouvrir le péritoine, je le décortique de son atmosphère graisseuse bien exactement et je le suture à la peau, de façon à le maintenir dans les lèvres de la plaie et en contact avec l'extérieur; tout autre tissu ainsi exposé à l'air extérieur bourgeonne et adhère aux organes voisins ; ici, rien de semblable ; la plaie cutanée et musculaire subit le processus de réparation, elle pousse des bourgeons charnus qui ne tardent pas à se rejoindre superficiellement et profondément, si bien que le rein est bientôt pris dans une masse cicatricielle ; la

capsule n'a pris aucune part à cette formation. Tout
d'abord la réunion de la plaie superficielle a permis
de constater son indifférence parfaite. D'autre part,
si on sacrifie l'animal, on voit que de tous côtés
la cicatrice appartient aux tissus périphériques et
que la capsule n'a participé en rien au processus
de réparation. Le fait est tout aussi net dans les
expériences que j'ai consignées à propos des néphrectomies partielles ; le rein décortiqué de sa capsule
cellulo-adipeuse ne présente pas d'adhérences, ou ces
adhérences sont tellement lâches qu'elles ne peuvent
fixer l'organe. On verra plus loin de nouveaux faits
dans lesquels j'ai déplacé le rein revêtu de sa capsule
sans amener d'adhérences. Il me semble donc évident
que la capsule si mince, si pauvre en vaisseaux, joue un
rôle isolateur. Elle empêche le rein de s'attacher en un
point quelconque de l'abdomen, et quand par hasard
il vient à se fixer, on constate alors que ce sont les
organes voisins qui l'ont englobé, emprisonné dans une
nouvelle situation. Cette propriété de la capsule, si importante au point de vue du fonctionnement régulier de
l'appareil rénal, devient un puissant obstacle quand il
s'agit de fixer l'organe, puisqu'il est entouré d'un vernis
sur lequel ne peuvent mordre les proliférations cellulaires qui conduisent à la cicatrisation.

Connaissant ainsi toutes les difficultés à vaincre et les
éléments sur lesquels nous ne pouvons pas compter, nous
pouvons chercher d'une façon efficace la solution de ce
problème. Il n'y a que deux moyens d'arriver au but :
tourner l'obstacle créé par la capsule ou le supprimer.

I. — Voici comment j'ai pensé *tourner* la difficulté.
Puisque dans les cas de rein déplacé et immobilisé dans
une situation anormale le résultat est dû à l'intermédiaire des tissus périphériques qui englobent l'organe,
il suffira pour obtenir la fixation d'entourer le rein
d'une atmosphère plastique fixe, susceptible de se réunir
autour de lui ou de former ainsi une matrice dense et
solide assurant son immobilité.

J'avais essayé d'abord de prendre ce tissu cicatriciel
dans l'atmosphère graisseuse rétro-rénale. Il existe en
effet à ce niveau une couche de tissu cellulaire constant,
fixe, et ne suivant pas le rein dans ses déplacements.
J'essayai de placer le rein en arrière de ce tissu, il me
suffisait pour cela de le décoller, de mettre la glande
rénale au contact de l'aponévrose du transverse et de
suturer. Le résultat obtenu fut parfait — le rein resta
dans sa nouvelle case sans lui adhérer — et les sutures
placées en avant de lui le maintinrent parfaitement,
mais l'atmosphère est vraiment trop lâche pour donner
un point fixe sérieux — et je ne retirai de cette expérience que ce résultat : le rein séparé de sa couche graisseuse et mis au contact d'une aponévrose, continue à
fonctionner normalement, et son pédicule qui traverse
cette couche graisseuse n'est pas étranglé à son passage.

Enhardi par ce premier fait, je me suis demandé si
on ne pourrait fixer mieux encore l'organe et le faire
passer derrière l'aponévrose du transverse, en un
mot le changer d'étage ; mais cette fois, en le faisant
passer par-dessus l'entresol, au premier, on aurait alors
un point fixe très résistant. Sur un second animal, je

pratique l'incision lombaire à droite, je cherche et
j'isole le rein (1) et sa capsule propre (2), puis je décolle
l'aponévrose du transverse, peu adhérente au muscle
petit oblique sous-jacent, et je place le rein entre cette
aponévrose et le muscle oblique. Comme cette aponévrose adhère chez le chien intimement aux fibres du
transverse, quelques tractus musculaires se trou-
vaient au-devant du rein. Il est à l'aise dans cet espace ;
je suture l'aponévrose au-devant de la glande, laissant un
large orifice pour le passage des vaisseaux ; puis je ferme
au-dessus de lui l'incision musculaire et l'incision cutanée, la première au catgut et la seconde au crin de Florence. (Fig. 12 et 13.)

Deux mois après, laparotomie et ablation du rein du
côté opposé pour m'assurer que le rein fixé conserve ses
fonctions ; enfin, six semaines après cette seconde opération, l'animal est sacrifié. A l'autopsie je trouve le rein
hypertrophié, absolument fixé (Fig. 12) dans sa nouvelle
loge, sans adhérences bien notables à la périphérie, le
hile n'est pas comprimé. Au-devant de lui l'aponévrose
du transverse et les rares fibres implantées à sa surface
forment une membrane solide, continue. Au centre est
l'orifice pour le passage des vaisseaux, il est largement
béant et doublé d'une épaisse couche de graisse molle
et diffluente qui assure leur liberté parfaite. Et ce rein

(1) Dans ces manœuvres il faut faire grande attention au péritoine qui, chez
le chien, enveloppe presque complètement le rein et se trouverait facilement
blessé.

(2) Là, comme chez l'homme, la capsule graisseuse joue le rôle d'une véritable séreuse permettant les mouvements de va-et-vient et l'expansion de
l'organe qui accompagne chaque pulsation cardiaque.

4-P

n'est gêné en rien dans son fonctionnement, puisque j'ai pu supprimer l'organe du côté opposé et que je l'ai obligé à suffire à lui seul à l'excrétion urinaire.

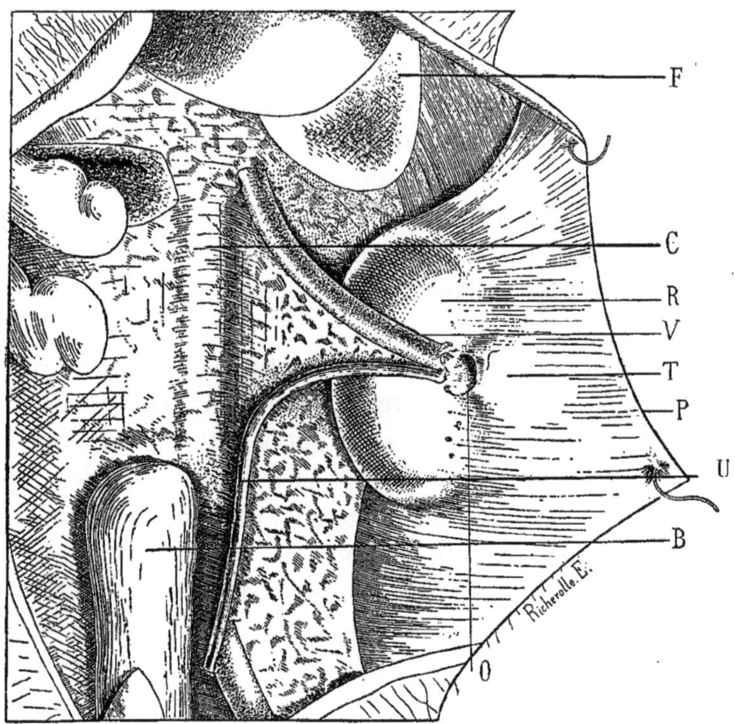

FIGURE 12. — (Exp. XI.) — Abdomen du chien opéré ouvert sur la ligne médiane.

F, foie.

C, veine cave vue par transparence à travers le péritoine.

R, rein qui se dessine sous le péritoine et l'aponévrose profonde du transverse qui le recouvrent.

V, veine rénale.

T, aponévrose du transverse et péritoine.

U, uretère.

B, vessie.

O, Orifice ménagé dans l'aponévrose du transverse et à travers lequel passent les vaisseaux du hile et l'uretère.

Voilà donc deux façons de *tourner la difficulté* et de fixer le rein, soit derrière la capsule graisseuse, procédé purement expérimental, soit derrière l'aponévrose du

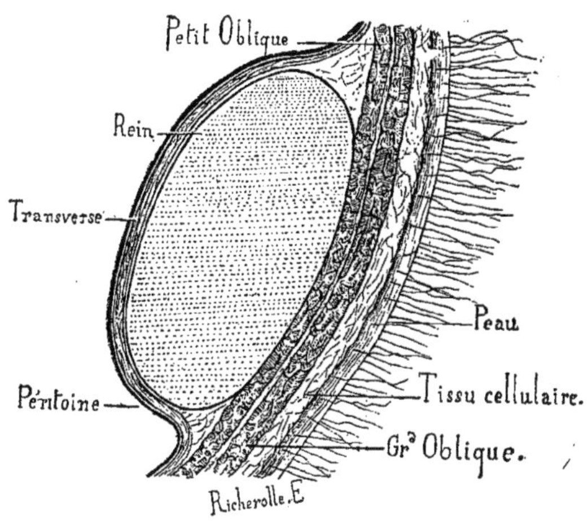

FIGURE 13. — Coupe de la figure précédente. — Transposition du rein. (Exp. XI.)

transverse sectionnée, puis recousue au-devant de lui. Ces autoplasties lui donnant une immobilité définitive sans nuire en aucune façon à son fonctionnement ni même à son hypertrophie.

Ce procédé aurait l'avantage de fixer solidement la glande. Il ne peut être appliqué que partiellement chez l'homme. L'organe ne dépasse la dernière côte que par son tiers inférieur qui seul pourrait être placé derrière l'aponévrose du transverse en avant du carré lombaire. On créerait ainsi un sérieux obstacle à la descente du rein. Les inconvénients dus à la constriction du hile ou à l'atrophie de l'organe déplacé, sont purement théoriques, l'expérience prouve

que les vaisseaux et l'uretère conservent leur perméabilité complète. La seule difficulté opératoire de ce pro-
cédé, c'est le passage des fils destinés à suturer la capsule en avant du rein.

II. — *Supprimer l'obstacle;* c'est supprimer la capsule. Déjà M. Guyon, pensant que le manque d'avive-
ment du rein était peut-être la cause de son défaut de
réunion dans la néphrorraphie, m'avait conseillé de
chercher à aviver l'organe. J'ai cru, me basant sur les
saines données de la physiologie pathologique, arriver
au même but en décortiquant simplement la capsule
qui joue le rôle d'isolateur — procédé qui a l'avantage
de ne provoquer aucune hémorrhagie.

Au moment ou j'exécutais cette dernière série d'expériences qui devaient m'amener à la conclusion qui va
suivre, paraissait une étude clinique et expérimentale,
faite sous l'inspiration de M. Duret par M. Vaneufville (1).

Ce travail consciencieux donne plusieurs observations
tendant à prouver qu'il faut suturer le rein et sa capsule
pour arriver à fixer l'organe ; cela est peut être vrai.
Cet expérimentateur a vu qu'en passant un fil de soie
dans le rein et dans la paroi lombaire, il se formait
autour de ce fil une petite cicatrice fibreuse capable de
fixer le rein. Le fait est indéniable et je l'ai constaté,
mais je ne crois pas que ce mince cordon fibreux soit
suffisant pour fixer un rein, surtout si à la néphroptose
se joint, comme cela est la règle, une entéroptose ; ce
sont là de simples tractus celluleux. J'ai donc cherché

(1) Vaneufville, thèse de Lille, 1888.

dans une tout autre voie, aussi nous ne pouvions nous rencontrer. Je pars de ce principe que la capsule est l'obstacle à supprimer, et si M. Vaneufville a vu le rein adhérer au niveau des points de suture qui passaient dans le rein et dans la plaie, c'est tout simplement parce qu'il a supprimé à ce niveau la capsule. Dès mes premières expériences de résections du rein, j'avais remarqué que partout où son enveloppe faisait défaut, des adhérences se formaient. J'étais même obligé de recouvrir les surfaces cruentées par les deux lambeaux de cette capsule pour éviter une soudure aux organes voisins. J'ai complété ces données par des expériences dirigées dans le seul but d'établir ce fait. Partout où la capsule est enlevée, se produit une adhérence; pour cela j'ai suivi un procédé que je *décrirai* longuement, car c'est celui que je conseille d'employer chez l'homme.

Incision sur le bord externe du carré lombaire parallèlement à ce bord, section des muscles et aponévroses sous-jacentes, découverte du rein et séparation de l'organe et de sa capsule adipeuse. Sa surface postérieure et son bord externe se présentent alors largement dans l'ouverture de la plaie. Je traverse l'organe au moyen d'un gros fil de catgut qui me permet de le maintenir fixe dans la plaie. J'insiste sur ce temps de l'opération qui m'a toujours rendu les plus grands services. J'enlève un fragment de la capsule propre de forme déterminée. Pour cela, je limite la portion à enlever par des incisions formant un triangle ou un quadrilatère, suivant la forme que je veux donner à l'adhérence, puis

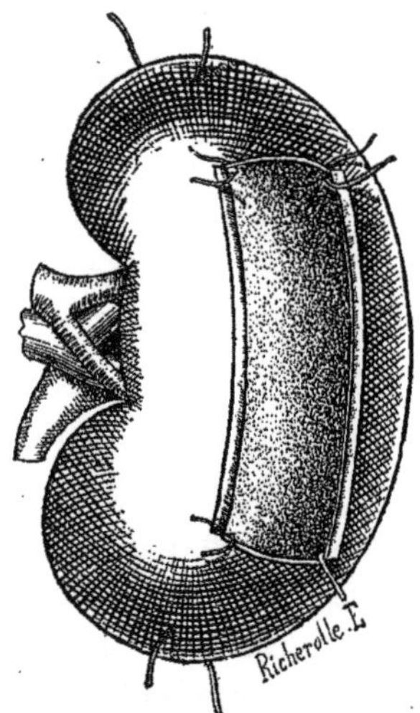

Figure. 14. — Décortication de la face postérieure du rein. Deux catguts traversent l'organe
en haut et en bas. (Exp. XII.)

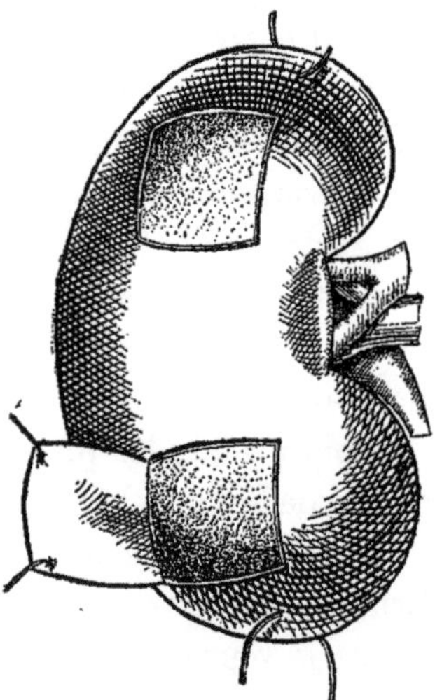

Figure 15. — Deux décortications de la capsule. (Exp. XIII.)

j'arrache le fragment de la capsule ainsi isolé. Mes incisions ne pouvant pas atteindre exclusivement la capsule,
entamaient toujours le parenchyme sous-jacent, si bien
qu'il s'ensuivait une hémorragie facile à arrêter par la
compression, mais qui gênait les autres temps de l'opération. Aussi ai-je modifié cette dissection capsulaire. Je fais une simple ponction de la capsule, puis je la
décolle avec une sonde cannelée assez fine, dans toute
l'étendue que je veux donner à l'adhérence. Cela fait, je
fixe le catgut passé dans le parenchyme dans la plaie
lombaire ; j'abandonne les choses en cet état et je referme
les incisions musculaires et cutanées, j'ai en somme un
rein décortiqué partout de sa capsule adipeuse, mais
dont la substance est à nu seulement en un point qui
correspond à la portion de la capsule propre réséquée.
Je sacrifie l'animal un mois après, et je trouve le rein
entouré partout de sa capsule adipeuse dont il est facilement séparable, mais il est solidement fixé par un
cordon dur et inextensible, correspondant comme situation et comme forme exactement au point dénudé.

J'ai répété l'expérience quatre fois en variant la forme
et l'étendue des décortications, le résultat est constant.
L'adhérence se fait dans les points où la capsule a été
enlevée. On peut multiplier les dénudations, leur donner
l'étendue qui leur convient, les placer en un point quelconque de l'organe, on est certain que l'adhérence
correspondra exactement aux parties dénudées. Ces résultats sont d'autant plus probants chez les animaux
que, de par leur station, le rein exerce une traction dès
les premiers jours sur sa cicatrice. Cela n'aura pas lieu

chez nos opérés que nous aurons grand soin de *maintenir longtemps au lit* pour immobiliser le rein et permettre

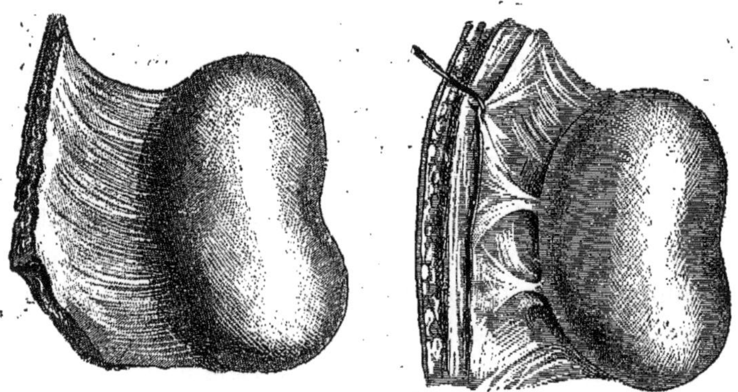

FIGURES 16 ET 17. — Résultats obtenus : Fig. 16, ligament postérieur. — Fig. 17, 2 cordons fibreux unissant le rein à la cicatrice lombaire.

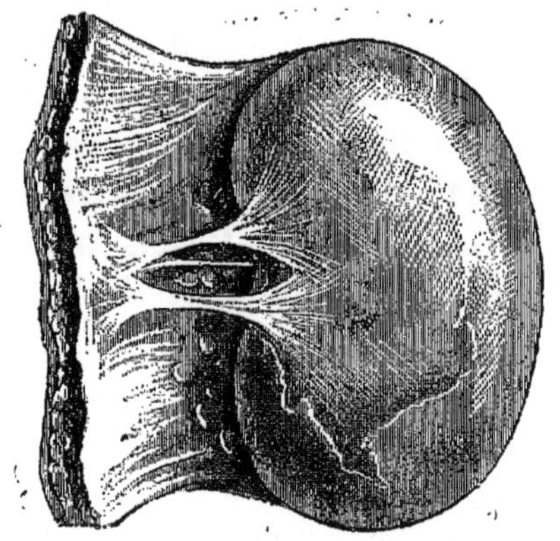

Figure 18. — Dénudation sans fixation, mauvais résultat (1).

ainsi à la cicatrisation de s'effectuer dans de bonnes con-

(1) (Pièces montrées à la *Société anatomique.* Décembre 1888.)

ditions. Nous pouvons d'autant mieux rapprocher ces conclusions expérimentales des faits cliniques, que les reins sont dans les deux cas dans les mêmes conditions, puisque le rein flotte à l'état *pathologique* chez l'homme et à l'état *physiologique* chez le chien. Quant au fonctionnement régulier de l'organe après cette fixation, il est complètement démontré, car j'ai pratiqué la néphrectomie du côté opposé et mes animaux ont parfaitement supporté cette ablation et ses suites.

Il me semble qu'en se basant sur ces expériences et sur les échecs des autres procédés, je puis proposer chez l'homme le manuel opératoire suivant. Je l'ai employé récemment sur deux malades : l'une a été opérée avec l'aide du Dr Potocki et de M. Létienne, interne à la Maternité; l'autre est encore à l'hôpital Cochin ; je puis donc, au point de vue opératoire, déclarer qu'il est facile à exécuter, l'avenir démontrera sa valeur thérapeutique (1).

J'incise la paroi postérieure de l'abdomen sur le bord externe de la masse sacro-lombaire de la onzième côte, à un travers de doigt au-dessous de la crête iliaque (2). Cela fait, je tombe sur la face postérieure du rein, souvent difficile à trouver quand il est très mobile, un aide le maintient et le repousse avec le poing enfoncé derrière les fausses côtes sur la paroi postérieure de l'abdomen. Aussitôt le rein reconnu et décortiqué de sa capsule celluleuse, ce qui est loin d'être facile, on traverse sa partie inférieure avec une aiguille et un gros fil de

(1) Elle aurait été également pratiquée par Lloyd avec un plein succès. Je ne connais de ce fait que la conclusion. (*Practitionner* 1887, p. 171.)

(2) Cette longue incision est indispensable pour bien voir ce qui se passe au fond de la plaie.

catgut, qui permet de le maintenir et de le manier. Puis un autre fil est passé de même à son extrémité supérieure si elle est accessible, ce qui n'a lieu que dans les cas où le rein flottant est déplacé, n'est pas réductible. On fait alors une boutonnière à la capsule propre, au niveau du bord convexe du rein, et on décortique la face postérieure de l'organe dans toute sa hauteur ; dans la largeur de deux centimètres, on résèque la capsule décollée (1), on fixe les bords aux lèvres de la plaie par deux ou trois points de suture de chaque côté, de façon à bien affronter les surfaces cruentées, puis on lie au milieu de la plaie lombaire et sans le serrer, le gros catgut qui traverse le rein en bas. Quand l'extrémité supérieure de la glande est accessible, le fil supérieur est passé non pas autour de la douzième côte, mais à la face externe de cette côte dans le périoste et les parties fibreuses. On est certain ainsi de ne pas blesser la plèvre (2).

Les cicatrices que j'ai obtenues sur les animaux par ce procédé sont à toute épreuve. On déchirerait plutôt le rein que de lui faire lâcher prise. Dans les cas où l'entéroptose s'ajoute au rein mobile, on peut être certain que la cicatrice suffira à maintenir les viscères.

Les faits sont donc bien démonstratifs, l'obstacle à la

---

(1) Cette décortication faite avec un instrument mousse ne provoque pas d'hémorragie notable ; en tout cas, elle s'arrêterait très facilement par une simple compression.

(2) Ces deux fils ont l'avantage d'immobiliser le rein pendant les premiers jours et donnent le temps à la surface cruentée de contracter des adhérences efficaces. Comme ils ne sont point serrés et qu'ils passent seulement dans les deux extrémités, ils n'altèrent pas son parenchyme.

fixation du rein, c'est la capsule. Il suffit de la détruire pour obtenir une adhérence solide entre l'organe et les tissus voisins. Cette adhérence est intime, son étendue et par conséquent sa solidité peuvent être calculées, et dirigées comme on le veut. Elle s'effectuera dans les limites exactes de la décortication. Il nous semble qu'il y a là une source d'enseignements pour la médecine opératoire et que si la néphrorraphie est si discréditée, c'est qu'elle a été faite par des procédés qui donnent des cicatrices insuffisantes. Elle pourra peut-être, avec les deux méthodes que nous venons d'exposer, rehausser ses succès thérapeutiques au delà du faible chiffre de 50 % qu'elle accuse actuellement.

CHAPITRE III

INCISIONS ET CONTUSIONS DU REIN — LEUR RÉPARATION

De la direction des incisions chirurgicales du rein. — De la réunion des plaies du rein par première intention et son importance dans la néphrolithotomie et dans les fistules rénocutanées. — Étude de physiologie pathologique sur la cicatrisation. — Contusions du rein. — Évolution et réparation de ces traumatismes. — Pourquoi les plaies du rein ne s'infiltrent pas d'urine. — Des plaies glandulaires en général.

A. — Incisions du rein.

Connaissant ces propriétés du rein, il nous faut maintenant étudier comment il se comporte en présence des traumatismes et le processus par lequel se réparent ses lésions. C'est là une notion, qui, déjà intéressante au point de vue du pronostic de ces plaies, acquiert une importance toute particulière par ce temps de néphrotomies et de néphrolithotomies. Tout ce que les observations anatomo-pathologiques nous apprennent, c'est qu'une plaie rénale peut guérir : quand et comment ? personne ne l'a précisé. D'autre part, la pratique des néphrotomies nous impose la recherche des phénomènes qui président à leur réparation. Et là encore le champ est inexploré *aussi bien dans la chirurgie étrangère que chez nous.* Il y aurait cependant intérêt à savoir si la réunion de ces plaies s'effectue facilement et si la suture a des chances de conduire à une cicatrisation par première intention. La physiologie pathologique de l'organe est tout entière à créer, et l'expérimentation peut seule nous en donner les bases, les opérations que l'on a pratiquées sur cet organe ont été faites pour parer à un danger immédiat et sans aucune notion de ce que nous devons attendre du processus de réparation. La clinique s'adresse à des tissus souvent altérés et ne peut nous renseigner sur les faits normaux (1).

Nous avons de ce côté dirigé nos recherches de la façon suivante :

1° J'ai étudié les plaies du rein et leur mode de réparation.

2° Les résultats auxquels j'ai été conduit par cette étude m'ont fait rechercher si je ne pourrais les généraliser à toutes les plaies glandulaires.

3° J'ai cherché à établir l'anatomie pathologique et le processus de réparation des contusions de cet organe.

(1) Quand j'ai entrepris mes expériences, aucun fait de suture du rein n'avait été publié. Depuis lors Czerny, Le Dentu et nous-même, avons eu l'occasion d'exécuter des réunions du rein par première intention.

I. — Des incisions chirurgicales du rein

Désirant avant tout me placer au point de vue de l'intervention chirurgicale, j'ai exécuté des sections du parenchyme applicables à la néphrolithotomie, et j'ai recherché *quelle direction* nous devons donner à ces incisions *pour pénétrer jusqu'aux calices* et au bassinet.

Trois voies, chez l'homme, sont praticables : l'une passe suivant un plan parallèle aux deux faces du rein, et sépare l'organe en deux valves, elle fend le rein comme nous le faisons dans une autopsie ; l'autre consiste à inciser parallèlement aux rayons divergents partant du hile ; la troisième, à sectionner l'une des faces suivant son grand axe et perpendiculairement à sa direction. Ces trois voies ne sont pas également directes et également inoffensives. La voie qui passe par le bord convexe du rein est certes la plus longue, mais sa longueur devrait cependant la faire préférer, si elle est moins dangereuse. Il y a, en effet, dans ces incisions deux dangers à éviter, d'une part les *hémorragies* toujours abondantes, de l'autre les *dégénérescences du tissu glandulaire*. Les premières sont bien connues, j'ai établi les secondes par une série d'expériences que l'on trouvera plus loin et qui démontrent que le tissu glandulaire ayant perdu, même temporairement, ses rapports avec les voies d'excrétion, subit une dégénérescence complète qui aboutit à l'abolition fonctionnelle. Ce sont ces deux facteurs qui doivent nous guider théoriquement dans la localisation de cette incision. Or la direction des vaisseaux et leur situation dans l'épaisseur de la glande vont nous indiquer à quel niveau se feront les hémorragies. J'ai pour cela examiné des reins d'homme injectés très soigneusement, et j'en donne ci-dessous le dessin (1) qui

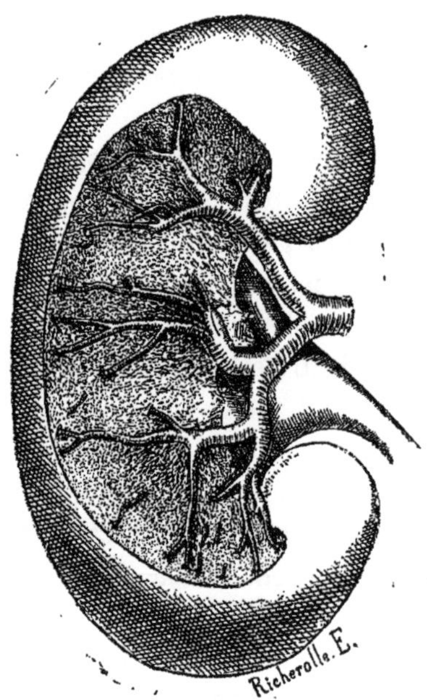

FIGURE 19. — Artère du rein.

ne représente que les artères de l'organe. J'ai pu constater que ces vaisseaux sont très volumineux, ils affectent un trajet fixe et suivent les deux faces anté-

(1) Ces injections ont été faites à l'Ecole pratique, avec la masse de Teichmann, par mon distingué collègue Lejars.

rïeure et postérieure de l'organe. Ils cheminent dans ces faces, superficiellement, et ils ne sont recouverts que par une très faible épaisseur de parenchyme.

On peut facilement sur cette figure discuter la direction des sections chirurgicales du rein.

1° On voit qu'une incision partie *du hile suivant un des rayons* de l'organe aurait les plus grandes chances de tomber sur un énorme vaisseau, et cela près de son émergence, c'est-à-dire en un point où l'hémorragie serait formidable et difficile à arrêter. Je crois qu'il y aurait un gros danger à pratiquer une telle section. Dans les cas où le rein est normal, il faut s'éloigner de cette région. Il en est autrement si le parenchyme est aminci par une collection ou un calcul sous-jacent ; dans ce cas, la saillie bombera toujours entre deux artères fixes et inextensibles, comme un ballon tend à faire hernie entre les mailles d'un filet, et la section du tissu rénal au sommet de la tumeur et parallèlement à son plus grand rayon s'impose naturellement, et d'ailleurs la sclérose des artères est telle en pareil cas qu'il n'y a guère de danger à les sectionner. C'est un fait que j'ai démontré cliniquement ailleurs (1).

2° Pour ce qui est d'une section parallèle au grand axe, *perpendiculaire à l'une des faces*, elle aurait le double inconvénient de couper plusieurs vaisseaux et surtout de laisser entre elle et le bord convexe la plus grande partie du parenchyme sécréteur dont l'atrophie serait certaine, je crois donc cette voie impraticable.

3° L'incision suivant le bord convexe de l'organe ne

____

(1) TUFFIER. Des plaies du rein. *Arch. gén. de Méd.* 1889.

conduit pas aussi directement sur le bassinet, mais elle a l'immense avantage de se tenir à égale distance des gros troncs vasculaires. Le dessin ci-dessous représente cette coupe pratiquée sur le rein précédent, à égale

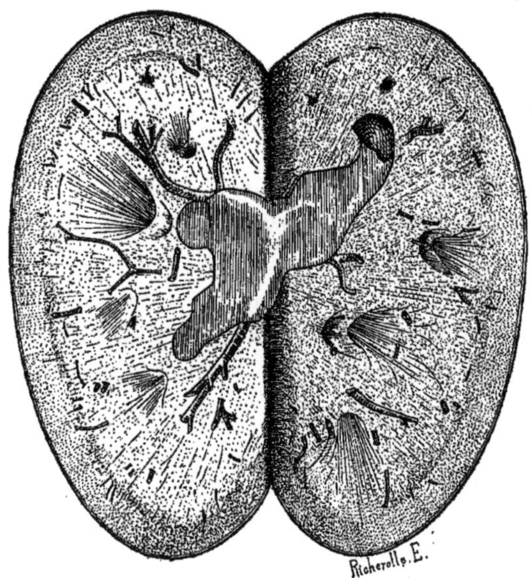

FIGURE 20. — Coupe médiane du rein montrant son peu de vascularité.

distance de ses deux faces, on voit combien peu développés sont les vaisseaux. Cette section étant parallèle à la direction même des canalicules excréteurs, la dégénérescence du parenchyme de chaque côté de l'incision sera très limitée. Sur ce point, l'expérience donne des résultats formels, comme on le verra. C'est donc à cette incision que je donnerais la préférence dans les cas d'intervention sur un rein non dilaté. Reste à en étudier la technique.

II. — De la suture et de la réunion des plaies du rein par première intention

Me plaçant, dans les expériences qui vont suivre, au point de vue clinique et pratique, j'ai incisé le rein sur le bord convexe.

Voici la technique employée pour étudier les faits de cicatrisation. L'antisepsie de la région étant minutieuse-

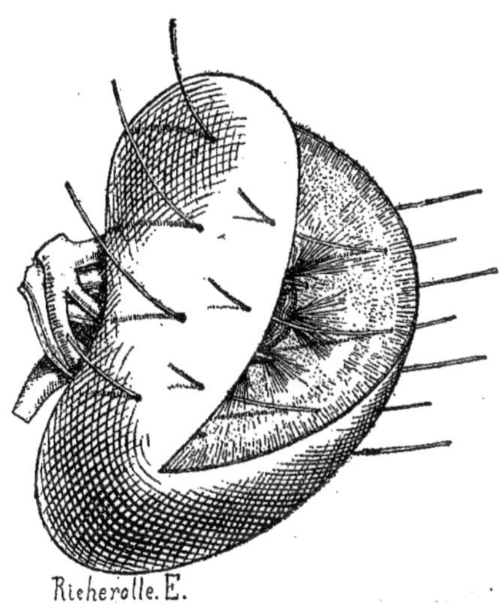

FIGURE 21. — Passage des sutures superficielles et profondes.

ment faite, j'incise la paroi abdominale sur et suivant le bord externe du grand droit, j'ouvre le péritoine et je cherche le rein (1). Je le décortique du péritoine, de sa couche graisseuse, et je l'amène à travers la plaie au dehors de l'abdomen. Je fais placer les doigts d'un aide sur le pédicule, qui est ainsi comprimé pendant toute la durée de l'opération. L'hémostase ainsi assurée, je fends le rein sur son bord convexe et dans toute sa hauteur jusques et y compris le bassinet; j'introduis, comme moyen de contrôle, un fragment de spath fluor stérilisé dans ce

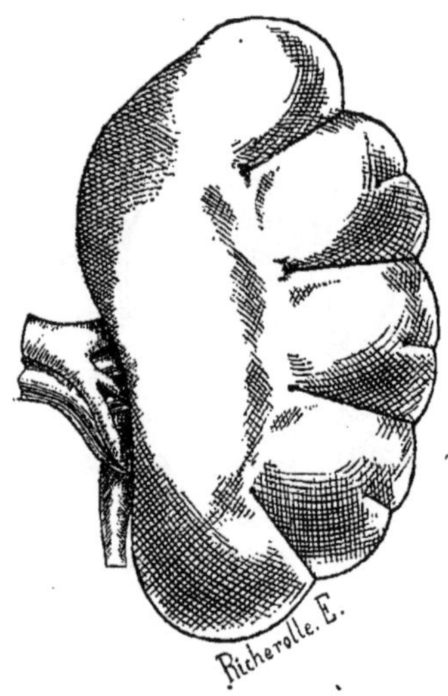

FIGURE 22. — Les deux valves sont suturées, la circulation est rétablie, le parenchyme est parvenu turgescent, de là les bosselures formées entre chacun des fils.

bassinet, puis je suture les deux valves du rein au moyen de fils de catgut passés en pleine substance

(1) Cette incision donne beaucoup plus de jour que l'incision lombaire extra-péritonéale, elle permet d'exécuter beaucoup plus facilement le reste de l'opération.

rénale. La suture faite, si l'écoulement sanguin persiste, il est dû à un rapprochement insuffisant des lèvres de la plaie ; il suffit alors d'appliquer, au niveau des parties qui sont le siège de l'hémorragie, quelques points de suture superficielle. Les piqûres faites par l'aiguille saignent quelquefois assez abondamment, il n'y a pas à s'en préoccuper, l'hémorragie cède à une compression maintenue quelques instants. La suture terminée, le rein est abandonné dans l'abdomen ; la plaie fermée en trois étages de suture.

A une époque déterminée, le lendemain, le surlendemain, quatre, sept jours après cette suture, j'endors de nouveau l'animal et j'extirpe ce rein suturé. La néphrectomie est difficile, les adhérences unissent la ligne d'incision rénale aux organes adjacents. Je sépare ces adhérences, j'enlève l'organe et je puis ainsi étudier jour par jour le processus de réparation de la plaie rénale.

Ce manuel opératoire mérite quelques détails, car il n'a jamais été tenté. Les trois points sur lesquels je dois attirer l'attention, sont : *l'incision au bistouri, l'hémostase et la suture.*

1º *Incision au bistouri.* — Au début de mes expériences j'osais à peine inciser le rein, craignant une *hémorragie* mortelle ; aussi, dès que j'avais fendu la capsule et une faible épaisseur de la substance corticale, je m'en tenais là et, par une forte compression longtemps maintenue, je me rendais maître de l'hémorragie, puis j'abandonnais les choses en cet état. Peu à peu je m'aguerris, je pénétrai plus profondément dans le parenchyme et j'arrivai ainsi à fendre le rein jusqu'au bassinet. C'est aussi pour prévenir l'hémorragie que je pratiquai l'incision au thermocautère. Ce procédé est absolument inutile, car les vaisseaux que le fer rouge oblitère sont petits, et s'ils donnent au moment même où on incise le rein au bistouri, leur hémostase se fait spontanément. Quant aux gros vaisseaux, le cautère est absolument impuissant à provoquer leur hémostase. J'ai maintes fois tenté l'expérience en me plaçant dans les meilleures conditions pour obtenir un bon résultat ; je me suis servi du thermocautère au rouge aussi sombre qu'il était possible, l'échec a toujours suivi ces tentatives. Chose curieuse, l'hémorragie persistante et abondante, celle qui résiste au fer rouge, correspond exactement à la réunion de la substance médullaire et de la substance corticale, *à la voûte vasculaire réti-forme* (1) qui couvre la base des pyramides. C'est toujours en cette région que l'hémostase est le plus difficile à parfaire.

Quant aux artères et aux veines du hile, personne, que je sache, n'aura la prétention de les traiter par la cautérisation. Le seul argument valable en faveur de ce mode d'incision, c'est que la plaie faite au thermocautère empêcherait la sécrétion urinaire de se produire à son niveau ; mais je démontrerai plus loin que les sections comme les plaies par instrument tranchant ne sécrètent point d'urine à leur surface.

(1) *Il en est de même chez l'homme, toutes les néphrotomies auxquelles j'ai assisté m'ont prouvé que c'était à ce niveau que l'hémorragie était le plus abondante.*

L'incision au bistouri nous paraît donc préférable, et la manière de faire s'impose pour la néphrotomie sur un rein malade, toujours sclérosé et souvent dépourvu en partie de ses vaisseaux. Les observations de taille rénale faite chez l'homme, au bistouri, et dont j'ai le relevé, n'ont pas donné lieu à des hémorragies inquiétantes. J'insiste sur ce mode opératoire, parce que la section au fer rouge rendrait impossible toute tentative de réunion de la plaie.

2º *Hémostase.* — J'ai essayé de nombreux moyens hémostatiques pour modérer ou même supprimer l'écoulement sanguin qui suit immédiatement l'incision. Autrefois je dénudais et je liais temporairement l'artère rénale au moyen d'un fil de soie ou de caoutchouc, j'ai remplacé avec avantage cette méthode par la compression temporaire des doigts d'un aide ; c'est un moyen aussi efficace, car la striction est aussi parfaite, plus méthodique, car elle peut être graduée exactement, et plus inoffensif puisqu'il ne nécessite pas la dénudation vasculaire et qu'il s'exerce sur une plus large surface. Les doigts d'un aide dans une plaie étanche ne sont point une gêne bien grande aux manœuvres consécutives, pourvu qu'on ait le soin d'avoir un champ opératoire vaste, ce qui doit être une règle absolue dans la chirurgie du rein.

3º *Suture.* — Il est probable que si, après avoir sectionné le parenchyme, on abandonnait sans hémostase ses deux valves, l'hémorragie à leur surface serait assez intense pour tuer l'animal ou du moins pour compromettre sa vie. Nous n'avons jamais tenté l'expérience, mais, ce que nous avons bien souvent constaté, c'est que cette hémorragie, d'abord très abondante, cède rapidement, c'est *une pluie d'orage*. Aussitôt que les doigts de l'aide ont quitté le pédicule, il se fait un écoulement sanguin assez abondant à la surface de la plaie. Cet écoulement cède en grande partie et souvent en totalité à la compression; en tous cas, le meilleur moyen de l'arrêter, c'est de faire la suture des deux valves pendant la constriction du pédicule.

La réunion par des points de suture m'effrayait au début de mes expériences. L'infiltration de l'urine dans le foyer traumatique me paraissait inévitable, étant donnée une plaie du rein. L'obstruction probable des calices et des bassinets par les caillots devait faciliter cette infiltration. Enfin une surface cruentée en contact avec l'urine devait être pour le moins fatalement vouée à la suppuration. Il n'en est rien. Tous les raisonnements théoriques doivent s'incliner devant les faits, et ceux-ci nous montrent que la réunion est facile à exécuter, qu'elle ne présente aucun danger et qu'elle constitue le meilleur agent hémostatique.

Le *mode de suture* que j'emploie ressemble un peu à celui que l'on applique pour l'utérus, quand, après l'hystérectomie abdominale, on réduit le pédicule dans l'abdomen. On fait alors une suture en capiton, qui réunit les deux valves de l'utérus et les accole intimement l'une à l'autre. Elle rappelle mieux encore celle que Sænger a préconisée après l'opération césarienne, pour fermer l'utérus et arrêter l'hémorragie. Les fils dans tous ces cas passent en plein tissu utérin, comprenant toute l'épaisseur de la paroi, la juxtaposition des lèvres de la plaie assure à elle seule l'oblitération des énormes sinus veineux laissés béants par la section. Ma suture agit de même, elle comprend toute l'épaisseur des lèvres de la plaie. Je la pratique ainsi : pendant que mon aide comprime l'artère du pédicule et assure ainsi l'hémostase temporaire, je passe en pleine substance médullaire des fils de catgut au moyen d'une aiguille mousse. Ces fils sont volumineux (n° 3), ce qui les empêche de couper le parenchyme, ils sont placés à un centimètre les uns

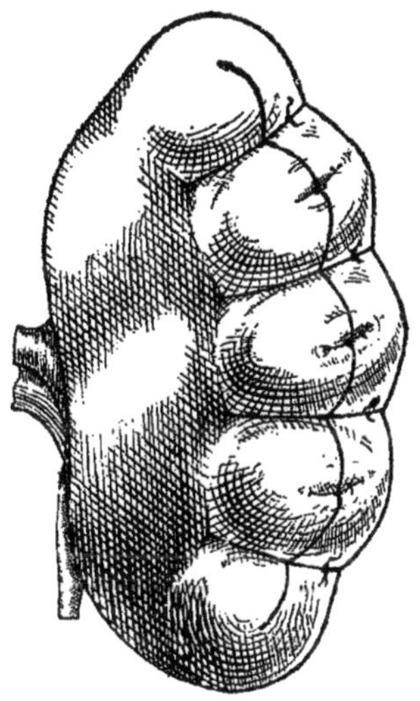

FIGURE 22. — Rein suturé et turgescent.

aes autres au-dessus du bassinet. Ils traversent le rein de part en part et sont en général au nombre de quatre à six. (Fig. 21.) Très rapprochés les uns des autres près de la concavité du rein, ils s'écarteront en éventail du côté de la convexité. Ces fils placés, je pratique la réunion et pour cela je coapte, aussi exactement que faire se peut, les deux valves, et je serre successivement chaque fil. Dans *cette striction* il faut tenir compte de deux facteurs; tout d'abord le rein au moment où l'on serre les fils est flasque, vide de sang, et en conséquence l'adaptation des surfaces est facile; mais quand sa vascularisation lui est rendue par la suppression de l'hémostase temporaire, il augmente de volume, il devient turgescent, les fils à ligature compriment son tissu et impriment de profonds sillons à la surface du rein, qui devient lobulé.

Il y a là un avantage dont il faut bénéficier et un accident grave dont il faut se défendre. L'avantage considérable, c'est que la coaptation est exacte grâce au gonflement, et que l'hémostase est ainsi rendue parfaite. L'écueil à éviter, c'est la striction trop énergique du fil qui peut couper le tissu rénal et provoquer par là-même une hémorragie. Il est un autre inconvénient de la striction, celui-là plus grave dans ses conséquences que le précédent, c'est la destruction du parenchyme par suite de l'étranglement. Voici comment les choses se passent. La suture trop serrée donne un résultat parfait au moment même où elle est appliquée, mais quand l'aide abandonne la compression, le rein devient turgescent, les fils étranglent le tissu et déterminent en ces points des lésions irrémédiables. L'agent constricteur est résorbable, et par conséquent sa compression ne durera que peu de temps, mais comme il doit être assez gros pour ne pas couper le parenchyme, cette résorption demande cinq à six jours. Les éléments du rein pendant ce temps s'atrophient, la sclérose s'étend même assez loin de chaque côté des segments comprimés, si bien que, vu le nombre des fils, elle envahit la plus grande étendue de l'organe et porte un trouble grave dans son fonctionnement. J'ai montré à la Société anatomique (1) une pièce où les fils, trop serrés, avaient ainsi atrophié l'organe, alors que dans toutes les autres sutures que j'ai présentées, il n'y avait aucune trace de constriction, et le passage même des fils était à peine visible. Cette striction énergique n'est pas nécessaire à l'hémostase; les capillaires du rein anastomosent si largement les artères et les veines que la pression est peu considérable dans l'organe. J'insiste d'autant plus sur ce fait qu'il est directement applicable à la néphro'omie et à la néphrorraphie. Le but de ces deux opérations est de conserver un organe capable de fonctionner, or, par une fausse manœuvre on peut étrangler le parenchyme et aboutir à l'abolition fonctionnelle de l'organe, véritable néphrectomie. Concluons donc qu'il faut serrer les fils juste assez pour faire l'hémostase et pas au delà. Telle est la technique, voyons ce qu'elle nous a permis de constater.

(1) *Bull. Soc. Anatomique* (juillet 1888).

III. — **Des cicatrices après la néphrotomie**

Examen à l'œil nu. — J'ai examiné les lésions ainsi obtenues, jour par jour. *Vingt-quatre heures* après la suture, je trouve des adhérences de la plaie avec les parties voisines, l'organe enlevé et fendu transversalement montre une cicatrice représentée par une ligne rougeâtre, épaisse de cinq millimètres, les fils de catgut sont intacts, le bassinet ne contient pas de sang. Si on cherche à séparer les deux valves, après section des fils, on les trouve agglutinées et adhérentes.

Quarante-huit heures après, la ligne rouge formée nettement par un caillot est devenue jaunâtre, mais les deux lèvres sont toujours agglutinées et peu adhérentes, les fils ne sont pas résorbés, plusieurs d'entre eux sont déjà moins serrés, la lobulation persiste cependant, le bassinet contient de l'urine sans caillot.

Au *cinquième jour* l'aspect est bien différent, le rein ne présente qu'une lobulation peu marquée, la cicatrice apparaît comme une ligne blanc-jaunâtre parfaitement régulière; si l'on cherche à écarter les deux valves en déchirant cette cicatrice, on constate qu'elles sont intimement fusionnées, et que cette séparation se fait irrégulièrement, entraînant de chaque côté des fragments de la substance rénale. On trouve les débris des fils de catgut dans le parenchyme sous forme d'un tractus jaunâtre, mou et diffluent.

Au *onzième jour*, les adhérences de la cicatrice
extérieure avec les organes voisins et surtout avec l'épiploon sont intimes. La lobulation du rein a disparu, on
ne voit que des sillons ayant à peine un demi-centi-
mètre de profondeur et occupant la convexité de l'organe. La cicatrice est blanche, fibreuse, linéaire, ayant
deux millimètres d'épaisseur, absolument résistante. De
chaque côté, les pyramides et la substance corticale
sont un peu jaunâtres dans l'étendue d'un à deux millimètres, partout ailleurs elles sont normales, le bassinet
contient de l'urine normale. Tels sont les phénomènes
macroscopiques ; l'étude détaillée de *l'évolution histologique* des lésions nous a permis de constater ce qui
suit.

Examen micrographique. — Lorsqu'on fait une section à travers un rein en allant de la surface dans la
direction du bassinet, au bout de vingt-huit heures la
coaptation des lèvres de la plaie s'est déjà produite ; et
si l'on examine les coupes histologiques passant au
niveau de la cicatrice, à l'aide d'un *très faible grossissement* permettant d'envisager la coupe dans son
ensemble, on voit que les portions du parenchyme
rénal qui ont subi des modifications ont la forme d'un
triangle à base très large, répondant à la substance
corticale, à angle extrêmement aigu s'enfonçant du
côté du bassinet. (Fig. 24.)

ᶠ Un grossissement un peu plus fort laisse voir dans la
substance corticale, du sang épanché, écartant les tubes
contournés les uns des autres, et au niveau même de la
section une simple ligne A, formée par une sorte de

reticulum, dont les mailles sont remplies de sang, et des éléments embryonnaires; cette ligne se continue dans la région des tubes droits; dans cette région il n'y a du sang épanché qu'au-dessous de la cicatrice, au-dessus les tubes droits ont leur aspect normal et ont conservé leurs rapports réciproques.

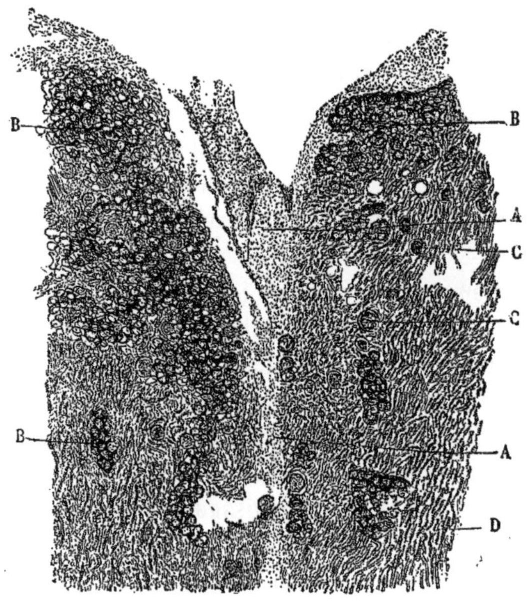

FIGURE 24. — Cicatrice du rein prise au niveau du bord convexe (48 heures après la néphrotomie).

AA Cicatrice formée de cellules embryonnaires, elle s'élargit en haut du côté de la capsule. BBB Tubes contournés en dégénérescence par suite de la section de leurs canaux d'excrétion au niveau de la cicatrice. CC Glomérules. (Exp. XXI.)

Si l'on essaye maintenant de se rendre compte des modifications survenues dans chacune des portions de l'appareil rénal, on voit :

L'épithélium des tubes contournés ne se colore plus sur les coupes colorées par l'hématoxyline, les cellules encore séparées les unes des autres restent grises, elles forment des masses finement granuleuses, au milieu desquelles on ne voit nulle trace de noyau. Souvent les cellules sont détachées et remplissent complètement la lumière du tube. Au milieu des globules rouges qui séparent les tubes les uns des autres, on distingue des éléments embryonnaires en assez grande quantité. Les anses glomérulaires sont remplies de sang, elles sont distendues, parfois cependant on rencontre entre la capsule et le glomérule un exsudat granuleux en forme de croissant. A la limite des parties altérées et des portions saines on trouve des tubes dans lesquels les cellules sont modifiées, mais qui se colorent très fortement par l'hématoxyline, sans qu'il soit possible d'expliquer cette particularité ; au niveau de ces mêmes régions on voit aussi quelques tubes tapissés par un épithélium cubique se colorant bien et s'insinuant au milieu des tubes contournés complètement dégénérés ; il s'agit là de petites branches des anses de Henle.

Du côté des *tubes droits*, les modifications sont beaucoup plus simples ; la cicatrice presque linéaire est formée par une traînée d'éléments embryonnaires, au-dessus d'elle les tubes sont absolument sains, au-dessous ils sont un peu écartés par du sang épanché entre eux et cela sur une étendue assez considérable.

Ces lésions observées après une section passant à

travers le rein sont intéressantes, parce qu'elles montrent que tout système de tubes contournés, privé de sa communication avec les tubes excréteurs, dégénère immédiatement; au bout de vingt-six heures, tous les éléments très différenciés, les grands épithéliums de Heidenhain, sont en état de mortification, tandis que les épithéliums de revêtement des tubes droits continuent à se colorer et à présenter la réaction des éléments vivants. D'un autre côté, si les désordres dans la substance corticale sont assez notables, ils sont nuls ou presque nuls dans les pyramides de Malpighi ; l'épanchement sanguin qui se fait à ce niveau étant de très peu d'importance.

Nous avons répété nos observations à différents intervalles après la section du rein, l'épanchement sanguin disparaît peu à peu, la cicatrice devient fibreuse, elle est marquée à la surface du rein par une encoche plus ou moins profonde; au bout de six semaines le processus de réparation de dégénérescence est à peu près terminé. A cette période tous les tubes contournés, frappés primitivement de mortifications, ont une paroi notablement épaissie, leur cavité est remplie par une sorte de matière hyaline, ayant quelque analogie avec la matière sébacée. Cette substance ne se colore pas par le picrocarmin, tandis qu'elle devient bleu foncé sous l'influence de l'hématoxyline ; traitée par la safranine, elle se colore en rouge brillant. C'est le résultat de la dégénérescence des éléments nobles du rein.

Les glomérules sont ratatinés, complètement fibreux,

élargis, très épaissis ; il y a d'ailleurs dans toute la région dégénérée un développement anormal de tissu fibreux, une sorte de néphrite interstitielle. Ce tissu fibreux se retrouve au niveau de la cicatrice, mais sur une étendue très peu considérable.

L'examen anatomique de ces pièces démontre donc qu'il est possible de suturer les plaies du rein et d'obtenir une réunion par première intention sans nuire à la structure et au fonctionnement du reste de la glande.

IV. — Des fistules rénales post-opératoires et des plaies glandulaires

a. — *Fistules rénales*

Ces faits nous prouvent également que les pertes de substance se réparent avec une activité remarquable. Je crois que la démonstration de cette plasticité, encore inconnue, a une grande importance. Elle nous explique la bénignité remarquable des plaies du rein, elle nous montre comment elles se ferment, mais surtout elle permet plus de hardiesse dans la thérapeutique des néphrotomies. Elle implique la nécessité, dans la néphrolithotomie vraie, portant sur un parenchyme rénal non dilaté, de faire la réunion de la plaie. On aura, en effet, les plus grandes chances d'obtenir une cicatrisation aussi rapide dans le rein que dans les autres tissus, puisque, toute proportion gardée, la plasticité de cet organe ne le cède en rien à celle des muscles ou du tissu conjonctif. Cette suture aurait le grand avantage de réduire au minimum les chances de *fistule* qui constituent l'une des complications de cette opération.

Il est en effet fort curieux de voir que le processus si rapide de réparation n'empêche pas les néphrotomies d'être fréquemment suivies de fistules. Le nombre de ces trajets fistuleux cadre mal avec ce que nous venons de voir. Plusieurs facteurs expliquent cette divergence. Il faut tout d'abord bien distinguer les fistules *purulentes* des fistules *urinaires*. Les premières, entretenues par une stagnation des matières septiques, soit dans l'atmosphère périrénale, soit dans le rein lui-même, n'ont rien à voir avec ce que nous étudions, elles sont le plus souvent entretenues, là comme ailleurs, par une évacuation imparfaite d'un foyer ou par son absence de bourgeonnement.

Les trajets laissant écouler l'urine sont, à notre avis, entretenus par une *lésion du canal de l'uretère*. C'est cette altération qui domine toute leur histoire, sans elle le processus réparateur aurait vite raison de la solution de continuité du rein. Nous pouvons, à l'appui de cette proposition, apporter les résultats que fournit la clinique. Il suffit pour cela de prendre, d'une part les néphrotomies pratiquées pour des affections *urétéro-rénales,* et de l'autre celles qui s'adressent seulement *au rein malade* sans participation de l'uretère. Si les premières s'accompagnent fréquemment de fistules, et si les secondes n'en présentent jamais, nous devrons bien admettre que c'est la lésion urétérale qui seule est en cause.

Les lésions exclusivement rénales sont dues en clinique aux contusions rénales, aux plaies du rein par armes blanches ou par projectiles de guerre. Nous avons relevé deux cent soixante-neuf observations de traumatisme du rein, dont le dépouillement a été publié ailleurs. (*Arch. gén. de méd.*, 1888 *et* 1889.) Ces plaies guérissent avec une rapidité remarquable. Nous n'avons pas trouvé l'existence d'une seule fistule persistante; si l'urine s'est écoulée par la plaie pendant plusieurs mois

(neuf mois au maximum), toujours l'écoulement a fini par
se tarir spontanément. Le fait est si remarquable, qu'une
fistule urinaire succédant à une plaie de la région rénale,
peut être regardée comme la conséquence d'une lésion
autre que celle du rein. Dans l'espèce, c'est à une
solution de continuité de l'uretère qu'il faut la rapporter.
Les douze observations ayant trait à des blessures de
ce conduit, et que nous avons relevées, sont démonstratives, elles ont toutes donné lieu à des fistules
plus ou moins persistantes.

Les néphrotomies pratiquées pour des affections spon-
tanées de l'organe, telles que les pyélo-néphrites, plaident
dans le même sens. Celles qui s'adressent à un rein
malade, atteint de calcul primitif, guérissent souvent
sans complication. Sur 101 observations, nous relevons
21 trajets fistuleux. Il est vrai que 19 malades ont
succombé à l'opération primitive, ce qui nous donne
21 fistules sur 82 malades. Au contraire les opérations
pratiquées contre des pyélo-néphrites ascendantes ac-
cusent une proportion bien plus grande de fistules.
Cette complication apparaît dans le tiers des cas, autant
que nos statistiques encore incomplètes nous permettent d'en juger. La différence des résultats ne peut
s'expliquer par l'état du rein, qui est le même dans les
deux cas; un seul facteur diffère, c'est l'état du canal
excréteur, c'est la perméabilité de l'uretère. Dans la lithiase
rénale primitive, ce conduit est longtemps intact. Dans la
pyélo-néphrite ascendante, il est altéré. Rayer a bien
démontré, et Hallé a confirmé très nettement que les
urétéro-pyélites sont presque toutes accompagnées de

rétrécissement du calibre de ce canal. Dès lors l'urine gênée dans son passage (de ce côté), refluera vers le rein, et son incessante production empêchera la réunion de la plaie. C'est donc l'urétérite avec rétrécissements qu'il faut incriminer.

Ces faits ont une importance pratique que je dois signaler. La réunion des incisions rénales doit être tentée quand le parenchyme n'est pas trop désorganisé et surtout quand l'uretère n'est pas rétréci. Ces conditions se présentent fréquemment dans les cas de calculs primitifs du rein. La clinique peut même prévoir les opérations dans lesquelles cette suture sera de mise. Quand l'histoire du malade dénotera l'absence de pyélo-néphrite, une faible augmentation du volume du rein, avec sécrétion purulente peu accentuée, un uretère normal au toucher, si pendant l'opération une injection de liquide par la plaie ressort par la vessie, il y aura les plus grandes chances pour qu'il n'y ait pas de fistules à redouter, et la néphrotomie permettra la suture du rein.

b. — *Plaies glandulaires*

L'importance des lésions urétérales dans l'évolution des plaies du rein, la fréquence des altérations de l'uretère dans les cas de fistules consécutives à la néphrotomie, ne sont qu'un chapitre de l'histoire des plaies glandulaires et de leurs fistules. J'ai à cet égard relevé un grand nombre de faits cliniques. Les ablations incomplètes de la glande parotide ou de la glande sous-maxillaire, les

incisions hépatiques, si fréquemment pratiquées maintenant, ne laissent ni fistules salivaires, ni fistules biliaires. Le résultat de mes lectures est en concordance
parfaite avec ce que la chirurgie rénale nous enseigne.

Les fistules parotidiennes, suite d'ablations incomplètes de la glande et indépendantes d'une section du
canal de Sténon, sont exceptionnelles. S'il survient un
léger écoulement de salive à la suite d'une de ces opérations, il cède avec la plus grande facilité, soit spontanément, soit à l'aide de procédés thérapeutiques fort
simples (compression, cautérisation légère). Elles diffè-
rent absolument à ce double point de vue des fistules
consécutives aux lésions du conduit excréteur, qui of-
frent précisément les caractères inverses.

La première de ces propositions se démontre aisément. En effet, si l'on parcourt les travaux qui s'occupent des fistules salivaires, on voit combien est rare la
fistule parotidienne proprement dite. D'autre part, si
l'on consulte les ouvrages et les observations concernant
les opérations chirurgicales sur la glande parotide (1), et
particulièrement l'ablation des tumeurs de cette glande,
on est frappé de voir que la division du tissu parotidien
donne rarement naissance à un écoulement salivaire.
La thèse d'agrégation de Bérard (1841), par exemple,
contient seulement trois cas de fistules parotidiennes
ayant succédé à des extirpations de néoplasme ; et
encore, dans deux de ces cas, l'écoulement de salive ne
persiste que pendant sept et huit semaines : peut-on,

(1) Thèse de Jean, 1873 ; thèse de Braulat, 1874 ; thèse de Planteau, 1876 ;
hèse de Michaux, 1884.

dans ces conditions, parler de fistule ? Dans le troisième cas, l'écoulement de salive dura deux années : la
portion faciale de la glande était intéressée ; ne s'agis-
sait-il pas d'une division de la partie intraglandulaire
du canal excréteur ? Dans une observation due à
Mirault (1), le flux salivaire subsiste cinquante-quatre
jours ; il se suspendit au bout de quelques semaines
dans un cas rapporté par Jobert de Lamballe.

Cadot (2) et Lebon (3) parlent d'une plaie par arme
à feu de la parotide, à la suite de laquelle s'établit
une fistule longtemps persistante. Louis (4) rappelle
des observations d'A. Paré. Fabrice d'Aquapendente,
Le Dran, de Beaupré rapportent les seules observations qui semblent se rapporter au sujet qui nous
occupe, et encore peut-on se demander si la portion
intraglandulaire du canal de Sténon n'était pas, dans
plusieurs des cas tout au moins, le point de départ de
cet accident. Bérard fait remarquer que le plus grand
nombre des faits publiés sous le chef *extirpations de la
parotide*, se rapportent en réalité à des extirpations incomplètes : une portion plus ou moins grande, quelquefois même la totalité de la glande étant restée dans
l'échancrure parotidienne. Et cependant on n'observe pas
de fistules persistantes à la suite de cette opération. En
tous cas, l'intervention la plus anodine a raison de
cet accident, quelle que soit la cause dont il relève.

(1) Mirault. — *Arch. génér. de méd.*, 1827.
(2) Cadot. — Th. de Paris, 1872.
(3) Lebon. — Th. de Paris, 1879.
(4) Louis. — *Mémoires de l'acad. royale de chirurgie*, 1757 et 1774.

Louis le fait observer, et tous les auteurs s'accordent sur ce point. « En général, dit Jourdan (1), on parvient difficilement à guérir les fistules salivaires... Cependant celles de la parotide cèdent plus aisément que les autres, ce qui s'explique parce qu'elles n'intéressent qu'une partie des conduits excréteurs de la salive. »

Les fistules de la *glande sous-maxillaire* sont bien plus rares. Le faible volume de la glande, le peu d'opérations partielles dont elle est l'objet, *donnent la raison* de cette rareté. Bérard, dans sa thèse d'agrégation de 1841, rapporte une observation de Golal. Au cours d'une extirpation de la parotide, la glande sous-maxillaire fut partiellement enlevée, un écoulement de salive qui s'ensuivit persista six semaines.

L'écoulement persistant de bile à la suite d'une *hépatotomie* est également exceptionnel. Si l'on distingue nettement les fistules de la glande de celles de la vésicule et des canaux biliaires extra-hépatiques, et si l'on ne tient pas compte des orifices donnant issue à du pus et non pas à de la bile, on se convainc que la division du tissu hépatique ne laisse pas de fistule biliaire. Après une hépatotomie cet écoulement est transitoire, il guérit spontanément et *rapidement*. Des thèses déjà nombreuses (2) rapportent les observations de sections hépatiques pratiquées pour guérir des kystes du foie, elles sont démonstratives. Wechselmann, cité par Lithotski (3), rapporte vingt-cinq faits d'écoulement biliaire en pareil

(2) JOURDAN. — *Dict. des Sc. méd.* 1816.
(1) BRAINE, 1887 ; DEMARS, 1887.
(2) LITHOTSKY. — *Zeitschrift f. Chirurgie,* 1888.

cas. Constamment, on vit cesser le flux biliaire avec les progrès de la cicatrisation, et cela sans le secours d'aucune intervention particulière. Bien d'autres observateurs ont vu le même phénomène se produire et disparaître. Robinson (1) parle d'une fistule biliaire dont l'origine était dans un des petits conduits biliaires, ceux-ci étaient très dilatés, un calcul obstruait le canal cholédoque; c'était là un cas tout spécial.

La loi particulière que nous formulons pour le rein semble donc pouvoir se généraliser à toutes les plaies glandulaires, et nous pouvons dire qu'une fistule persistante est une complication exceptionnellement rare de ces lésions. Elle est due en général à une lésion du canal excréteur.

La réunion par première intention des plaies du rein étant ainsi établie, reste à savoir pourquoi ces plaies ne *suppurent pas* et surtout pourquoi l'urine ne *les infiltre pas*, bien qu'elle soit sécrétée par les deux lèvres de la plaie. Je veux, avant d'aller plus loin, étudier expérimentalement les contusions du rein, car leur évolution les rapproche des plaies simples, et l'absence de suppuration leur étant commune, nous pourrons ainsi appliquer à l'une et à l'autre les mêmes conclusions.

(1) ROBINSON. — *Med. chir. Tr.*, *London* 1852, XXXV.

B. — Contusions du rein

Fidèle aux principes que j'ai exposés plus haut, voici
les raisons qui m'ont fait rechercher dans l'expérimentation la connaissance et la vérification des faits cliniques. Ayant eu, à propos d'un exemple de contusion
lombaire avec hématurie, l'occasion de relever les observations de pareils accidents, je fus frappé : 1° de la
rareté de la suppuration dans ces cas; 2° de l'absence
complète de notions d'anatomie et surtout de physiologie
pathologique sur cette question. Ce sont ces deux lacunes
que j'ai cherché à combler en déterminant ces traumatismes et en examinant leur résultat.

Pour provoquer des contusions du rein, il est nécessaire de tenir compte de trois facteurs, la puissance, le
point d'appui, la résistance. La puissance était représentée dans mes expériences par un choc violent et
unique provoqué par un coup de large maillet. Le
point d'appui naturel était formé par les aponévroses
postérieures de l'abdomen et la colonne vertébrale, et la
résistance par le parenchyme de l'organe.

L'animal étant anesthésié par le chloroforme, je pratique la laparotomie sur la ligne médiane (1). Je trouve

(1) J'agissais dans mes premières expériences à travers la paroi abdominale en pressant le rein entre mes doigts, je n'obtenais pas de dilacération
du parenchyme parce que l'organe fuyait sous la pression ; le rein du chien
est en effet très mobile; si je parvenais à le fixer, il fallait une pression
énergique, un véritable enfoncement pour arriver à déchirer le parenchyme,

le rein et je le maintiens sur les parties latérales de la colonne vertébrale au niveau des apophyses transverses de façon à l'empêcher de fuir. Cela fait, je place un fort morceau de bois aseptisé sur sa face antérieure (1), et je frappe dessus un vigoureux coup de maillet (2). J'examine de suite les lésions produites à la surface et autour du rein, puis je suture l'abdomen, les urines sont recueillies et examinées chaque matin. Après un nombre de jours déterminé, l'abdomen est ouvert de nouveau, les lésions sont étudiées ; enfin, le rein est enlevé, l'animal est sacrifié, l'examen macroscopique et histologique en est pratiqué. (Exp. XXII, XXIII, XXV, XXVI.)

On peut grouper les altérations en un certain nombre de degrés. La lésion initiale constante, celle qui se produit dans tous les traumatismes, c'est *l'ecchymose sous-capsulaire ;* elle se présente, soit sous forme d'un léger piqueté rouge, soit sous la forme de nappes plus ou moins étendues occupant quelquefois une grande partie de la surface du rein. Dans une de mes expériences, j'ai obtenu ainsi une véritable bosse sanguine sous-capsulaire, du volume d'une noix. Dans les points où il n'y a qu'un léger piqueté, on reconnaît à l'examen micro-

ces lésions ne ressemblaient en rien à ce qui se passe dans la pratique, c'est pourquoi j'ai adopté un autre procédé.

(1) Il est nécessaire que ce fragment de bois soit bien lisse et se moule sur le rein de façon à ce que le choc lèse le moins possible la séreuse péritonéale, car cette complication au point de vue clinique et expérimental joue un rôle très important. (Exp. XXIII.)

(2) *Quand l'animal n'est pas bien endormi il pousse alors un cri ou s'agite ; il en est de même quand on presse fortement l'organe entre les doigts. Le rein est donc sensible à la pression ; il ne l'est pas à la section.*

graphique qu'il s'agit de la rupture des veines superficielles correspondant aux étoiles de Verheyen. Ces vaisseaux sont tellement fragiles qu'ils se rompent sous
une pression même très faible, et dans toutes les néphrectomies un peu laborieuses on rencontre cette altération sous-capsulaire, qu'il ne faudrait pas prendre
pour une lésion antécédente.

Dans les contusions *plus violentes* on trouve une
rupture interstitielle à siège également constant ; c'est
l'espace compris entre la substance corticale et la
substance médullaire, espace correspondant à la voûte
vasculaire rétiforme. C'était en ce même point que les
incisions du rein nous donnaient des hémorragies si
abondantes et si difficiles à arrêter. Ces foyers hémorragiques ne sont jamais bien volumineux, ils sont du
volume d'une grosse tête d'épingle ou d'un pois. Il sont
nettement localisés, ou ils diffusent entre les tubes des
pyramides et s'étendent sous forme de traînées dans la
substance médullaire. En tous cas les lésions sont
interstitielles. Un degré de plus et la capsule cède ; on
voit alors des fissures plus ou moins larges siégeant à
la face postérieure de l'organe au niveau du hile. En
général, elles sont transversales, allant d'un bord du rein
à l'autre et s'étendant profondément jusqu'au calice,
rarement suivant la convexité de l'organe. Leurs bords
sont nets ; quelques fissures se joignent au trait principal,
formant des craquelures qui rappellent les fractures
étoilées du crâne. De là à la destruction totale de l'organe, réduit à une véritable bouillie, il n'y a qu'un pas.

Quand elles siègent sur la face antérieure, ces fissures

s'accompagnent de rupture du péritoine. C'est là un accident grave, et le seul cas que nous ayons observé a été suivi de mort. Cette gravité tient, non pas à l'épanchement de l'urine dans la séreuse, car les faits cliniques, d'accord avec l'expérimentation, montrent que l'issue fatale a lieu dans les vingt-quatre heures. C'est l'hémorragie qui constitue alors le gros danger, tandis que dans les ruptures *interstitielles*, même si le bassinet ou l'uretère a été ouvert, elle est peu abondante; elle acquiert une gravité plus grande quand la capsule est déchirée. Le sang s'épanche alors dans l'atmosphère graisseuse périrénale dont la facile dissociation lui permet de s'étendre au loin, depuis le diaphragme jusqu'à la fosse iliaque et au trajet inguinal. Si le péritoine est ouvert, l'écoulement sanguin n'a plus de limite, on sait quelle gravité extrême revêtent les hémorragies qui se font dans cette séreuse, après les opérations abdominales. Ici, la gravité est la même, et l'ouverture de cette cavité constitue à cet égard une complication grave. En clinique comme en expérimentation, c'est par hémorragie que succombent les sujets atteints de ces ruptures.

Telles sont les lésions; leur mécanisme est le suivant:

La puissance est représentée par l'agent vulnérant qui peut être mince et étroit. S'il est mince, il fend pour ainsi dire l'organe au niveau de sa surface d'attaque. S'il est épais et large, il agit en comprimant le rein sur son point d'appui. Ce *point* est représenté par la colonne vertébrale dont les apophyses saillantes viennent blesser, fendre ou écraser le rein à leur surface. *La résistance*, c'est-à-dire le rein, cède d'une façon différente suivant l'intensité du choc. S'il est léger, la capsule seule est détachée du parenchyme et les minces veines sous-capsulaires sont rompues, d'où l'ecchymose à ce niveau; un traumatisme plus intense écrase les éléments de l'organe, et la rupture se fait au point où ces éléments présentent leur minimum de cohésion, c'est-à-dire au niveau de la voûte vasculaire rétiforme qui sépare les deux substances corticale et médullaire. Quant aux lésions plus graves, ruptures de la capsule, fissures étoilées, broiement du rein, ce sont des écrasements sur une apophyse transverse des lombes, ou sur la colonne vertébrale.

Nous avons suivi jour par jour le processus de réparation, et nous devons à ce point de vue étudier séparément l'épanchement sanguin dans le parenchyme et le tissu noble.

L'examen à l'œil nu nous montre dès le lendemain une diminution de volume de l'épanchement, qui a conservé, sous la capsule comme dans la profondeur, sa couleur noirâtre. Au troisième jour, sous la capsule il est représenté par une membrane fibrineuse jaunâtre, les foyers intertitiels persistent avec une teinte plus jaune. Au septième jour, on trouve la capsule adhérente, les épanchements interstitiels sont blanc jaunâtre, le tissu rénal qui les limite est rouge, congestionné. Au quinzième jour, on ne voit plus que des cicatrices blanchâtres, fibreuses et très limitées dans le parenchyme.

L'étude micrographique doit porter méthodiquement sur les foyers sous-capsulaires et les lésions parenchymateuses et examiner successivement l'état du sang épanché et des éléments nobles dans chacune de ces parties.

EXAMEN APRÈS 24 HEURES. — Dans les *régions qui avoisinent les foyers* où se sont produites des hémorragies, la substance corticale est le siège d'une infiltration œdémateuse telle, que les tubes contournés apparaissent comme de véritables boudins épithéliaux, au milieu d'un tissu conjonctif lâche présentant à peine quelques noyaux colorés par les réactifs. Ces tubes sont absolument remplis et ne présentent pas de lumière centrale. Les uns sont fortement colorés, d'autres le sont moins, et déjà, avec un faible grossissement, on distingue le long de leur paroi des noyaux colorés.

A l'aide d'un plus fort grossissement, on voit que la plupart des tubes fortement colorés sont encore tapissés par un épithélium, mais dans quelques-uns, l'épithélium est abrasé, et la cavité est remplie par des masses granuleuses, au milieu desquelles on trouve quelques boules hyalines et quelques noyaux. Dans quelques-uns l'épithélium est complètement détaché. Ceux-ci sont en très petit nombre d'ailleurs. Dans la plupart, les cellules épithéliales ont conservé à peu près leurs dimensions normales, mais leurs contours sont moins nets. Les matières colorantes y sont plus fortement fixées. Quelques bouquets glomérulaires sont aplatis, sans que l'on trouve d'exsudat entre la capsule et les anses vasculaires.

Au niveau de l'arc vasculaire du rein, le tissu conjonctif qui entoure les gros troncs artériels, est distendu par une infiltration œdémateuse analogue à celle que l'on rencontre dans la région des tubes contournés. A leur niveau, il semble y avoir des éléments embryonnaires prolifères, en assez grande quantité.

Dans la région des tubes droits, on trouve des traînées hémorragiques situées les unes entre les tubes, les autres paraissant contenues dans la cavité même de tubes droits. Quelques-uns de ceux-ci présentent en outre dans leur intérieur des masses granuleuses presque amorphes. Les tubes renfermant ces masses granuleuses, sont d'ailleurs irrégulièrement disséminés dans toute l'étendue d'une pyramide. Ils sont dans la proportion d'un sur cinq à six tubes sains.

EXAMEN APRÈS 48 HEURES. — On trouve, *à un faible grossisse-ment*, que les foyers occupent trois régions :

    1° Région sous-corticale;

    2° Région intermédiaire;

    3° Région médullaire.

1° *Région sous-corticale.* — Dilatation des étoiles de Werheyen, formant de grandes cavités limitées par une paroi veineuse. A côté, infiltration de sang dans le tissu conjonctif interstitiel qui sépare les tubes coutournés.

En certains points, les tubes contournés ont complètement disparu. Dans d'autres, l'intervalle conjonctif est plus étendu et les tubes paraissent gonflés.

2° *Voûte rétiforme.* — On y trouve de larges taches qui semblent limitées par une zone embryonnaire; au milieu du sang en caillots, et, dans la zone intermédiaire, les globules rouges ont disparu et il ne reste que de la fibrine. La coloration en trois zones est à peu près la même partout.

3° *Substance tubuleuse.* — Le traumatisme a déterminé une hémorragie en nappe et le sang a fusé le long des tubes.

II. — *A un fort grossissement* on trouve dans *la région sous-corticale*, au niveau des dilatations veineuses, un caillot appliqué à la paroi, ne contenant que de la fibrine et quelques globules blancs. Le centre seul contient des globules rouges. Les foyers infiltrés diffus dans la substance corticale, où les tubes ont disparu, semblent formés par un reticulum fibrineux, mélangé de quelques fibres conjonctives lâches; au milieu de ce reticulum : petit foyer de globules rouges, quelques cellules embryonnaires des granulations amorphes. Là où l'infiltration a été moins considérable, où les tubes ont résisté, les espaces intertubulaires sont dilatés, ils ont jusqu'à 2 mill. (à ce grossissement). Cette dilatation est due à une sorte d'œdème, car elle ne contient pas de globules.

Les cellules des tubes contournés présentent deux degrés d'altération. En certains points, le tube est réduit à une simple paroi conjonctive. Les cellules épithéliales sont remplacées par un amas de substance granuleuse au milieu duquel on aperçoit à peine des restes de noyaux.

Dans d'autres tubes, l'intérieur de la cavité est également rempli de matières granuleuses, mais on trouve encore, accolé à la paroi, le reste des cellules épithéliales qui semblent abrasées. On constate tous les intermédiaires entre la disparition complète et ces cellules réduites à un noyau et à une mince couche de protoplasma ; à mesure qu'on s'éloigne du foyer hémorragique, les cellules reprennent leurs dimensions normales. Dans quelques tubes, l'intérieur de la cavité, au lieu de contenir une matière granuleuse, contient des cellules encore vivantes qui feront des cylindres épithéliaux.

En somme, *au niveau des grands foyers :* fibrine, tissu conjonctif et globules.

Au voisinage. — Dilatation des espaces interlobulaires par de l'œdème, altération des cellules des tubes contournés, depuis la décortication totale jusqu'à l'abrasion incomplète. Dans les tubes, tantôt une matière granuleuse, tantôt des éléments dont les noyaux se colorent.

Glomérules. — Dans la cavité glomérulaire, exsudat entre les anses et la capsule, l'épithélium est conservé, et l'espace resté vide entre les anses et cette capsule, ne contient que quelques granulations sans prolifération cellulaire ni globules blancs. L'œdème est dû à une compression des tubes droits par l'épanchement sanguin.

Foyers de la voûte rétiforme. — Les foyers corticaux paraissent avoir fusé jusqu'au niveau de la voûte rétiforme, où ils se sont étalés, on y trouve *trois zones. La zone périphérique* est composée d'éléments embryonnaires contenus dans un réseau probablement fibrineux. La zone *claire* présente un réseau à mailles beaucoup plus larges, remplies de globules rouges, avec quelques globules blancs colorés. La *troisième* zone est complètement opaque et semble formée par un amas de globules rouges ; sur les limites de ce foyer, on trouve déjà entre les tubes droits, de longues traînées de globules rouges. Les uns paraissent contenus dans une paroi, les autres ont nettement diffusé. Les tubes droits situés à ce niveau sont les uns complètement aplatis, les autres remplis d'éléments cellulaires prolifères, quelques-uns contiennent du sang.

Foyers tubuleux. — Le sang n'est pas uniformément réparti. On le trouve également par foyers qui semblent provenir des foyers corticaux qui ont fusé de l'arc vasculaire. Ils ont l'air de descendre vers le hile du rein. A ce niveau, les tubes droits ont disparu, leurs parois sont accolées, et traversent les foyers sanguins, sans présenter de déchirures. Les cellules ayant disparu, ce ne sont plus que des travées conjonctives. A une certaine distance de ces foyers, on trouve des espaces interlobulaires très larges et remplis de globules rouges. Entre eux, on rencontre des tubes sains. Les tubes droits, eux-mêmes, présentent peu d'altération. A part quelques-uns qui contiennent des globules rouges, d'autres contiennent des éléments colorés (épithélium détaché et proliféré).

EXAMEN AU 3ᵉ JOUR. — Le sang a disparu des foyers où il s'était épanché, c'est-à-dire que les globules sont désintégrés, excepté au milieu des grands foyers sous-corticaux formés aux dépens des étoiles de Verheyen, ou bien encore au centre des deux foyers médians siégeant au niveau de l'arc vasculaire ; là on retrouve encore quelques globules parfaitement reconnaissables. Dans les régions où l'infiltration était diffuse, on retrouve la matière colorante du sang infiltré dans le tissu conjonctif ou dans les parois des différents systèmes de tubes. Cette matière colorante est d'un noir foncé sur les coupes colorées à l'hématoxyline.

Les *tubes contournés* les plus voisins des anciens foyers présentent des aspects différents. Les plus atteints sont réduits à une simple paroi conjonctive légèrement épaissie. Leur cavité est dilatée ; et leur lumière est remplie par une masse granuleuse au milieu de laquelle on commence à apercevoir de gros blocs hyalins et fortement réfringents ; ces blocs sont la plupart arrondis, quelques-uns seulement anguleux ; parfois le contenu des tubes est détaché des parois et semble libre au milieu de la cavité ; et l'on voit alors très nettement qu'il n'existe plus d'épithélium de revêtement. A côté de ces tubes qui présentent l'altération la plus considérable, on en trouve d'autres dont la cavité est également dilatée, et remplie par des masses coagulées. Les masses sont ici principalement formées de blocs hyalins plutôt anguleux qu'arrondis. On retrouve accolé à la paroi un épithélium abrasé, presque aplati. — Cet épithélium, au niveau de certains tubes, est complètement infiltré de pigment sanguin. Dans une troisième catégorie de tubes, l'exsudat est moins considérable et ne paraît pas remplir la cavité dans toute son étendue, on retrouve des masses hyalines non plus coagulées mais disjointes, les cellules y sont beaucoup plus élevées que dans les tubes précédents. Ces différentes altérations ne se rencontrent pas réunies dans des zones limitées, elles sont diffuses.

Les glomérules sont aplatis, en certains endroits, on trouve du pigment sanguin dans les cavités glomérulaires ainsi qu'au niveau des anses vasculaires, et à côté de ce pigment des masses granuleuses, et quelquefois l'épithélium paraît avoir proliféré et les cellules au lieu d'être aplaties sont presque gonflées.

Les vaisseaux sanguins sur des coupes colorées à l'hématoxyline, au niveau des foyers corticaux, sont marqués par des cercles noirs, et leur cavité dilatée est remplie par des éléments proliférés dont quelques-uns sont modifiés, ce sont des cellules endothéliales. — Ceux qui présentent cette altération sont très nombreux au milieu des tubes contournés. Quelques-uns sont vides, alors on voit nettement que ce sont les cellules endothéliales qui sont remplies de pigment noir.

En plein foyer on trouve le reticulum fibrineux, avec quelques éléments conjonctifs proliférés et quelques granulations pigmentaires, mais elles sont moins volumineuses et beaucoup moins abondantes qu'à côté des foyers eux-mêmes. Les foyers sanguins sont décolorés complètement dans la région corticale, tandis qu'au niveau de l'arc vasculaire ils le sont moins, et au niveau des tubes droits les globules sont conservés.

Au niveau de l'arc vasculaire. — Le sang épanché n'est pas très altéré, mais dans toute cette région on voit un alternance remarquable de tubes dont les parois sont complètement noires et d'autres qui sont normalement colorées. Les tubes colorés en noir sont dans la proportion d'un quart. Sur les parois colorées à l'hématoxyline il est extrêmement difficile de voir si ces tubes sont revêtus d'un épithélium vivant ou si leurs parois sont tapissées par des éléments mortifiés et infiltrés de pigment sanguin. Quelques-unes des cavités limitées par ces parois noirâtres sont dilatées, dans d'autres elles sont presque complètement accolées. Il y a quelques vaisseaux sanguins, mais l'immense majorité sont des tubes droits.

Dans les coupes colorées par le carmin aluné, le pigment est beaucoup moins apparent, et on peut se rendre compte que les cellules épithéliales des tubes ou les éléments endothéliaux des vaisseaux ne sont pas mortifiés, car les noyaux sont encore très apparents. Cette pigmentation ne s'étend pas jusqu'à *la papille*. Là le sang a fusé sans se désintégrer, d'où l'absence d'infiltration pigmentaire. Par contre, on voit des tubes droits très dilatés et remplis d'épithélium vivant comme cela a lieu quant les tubes n'excrètent plus.

Les foyers sanguins *sous-capsulaires* sont représentés par une masse jaunâtre, qui semble formée par un ancien caillot enkysté entre la capsule et le rein.

Les anciens foyers *parenchymateux* sont remplacés par du tissu conjonctif à larges mailles, ce tissu est limité à la périphérie par une sorte de paroi d'enkystement qui donne naissance à des travées secondaires qui s'entrecroisent, et prennent l'apparence myxomateuse.

Les *tubes contournés* au voisinage des foyers sont remplis de masses fortement colorées par l'hématoxyline, ce sont des blocs amorphes entourés par l'ancienne paroi du tube devenu paroi conjonctive épaisse ; plus loin du foyer, l'épithélium des tubes s'est reformé, mais la lumière reste dilatée et renferme encore des débris cellulaires et quelques rares boules hyalines. Sur les pièces colorées à l'hématoxyline, l'épithélium des tubes a bien sa hauteur normale, mais il se colore moins que celui des tubes sains ; sur les coupes colorées au picro-carmin, la différence est plus marquée entre le protoplasma qui est jaune contrairement à la couleur rouge acajou des éléments normaux.

EXAMEN AU 7ᵉ JOUR. — *Glomérules* partout parfaitement reconnaissables, dans les portions les plus altérées, on y voit des anses glomérulaires qui semblent légèrement enflammées, et en contact immédiat avec la capsule comme s'il s'était établi une véritable symphyse, la capsule elle-même s'est d'ailleurs épaissie. Dans d'autres régions, la cavité de Bowman est au contraire dilatée, il existe un vide entre les anses vasculaires et la capsule, ce vide est rempli par des cellules endothéliales proliférées.

Il semble qu'en certains points de la préparation, à quelque distance du foyer de contour, il se forme de petits bouquets vasculaires assez analogues aux bouquets glomérulaires, et que l'on pourrait peut-être regarder comme des glomérules en formation, sans qu'il soit permis d'être très affirmatif sur ce point. Sur la préparation au picro-carmin on voit, au milieu des tubes contournés hypertrophiés, un vaisseau se terminant par une sorte de renflement en longueur, sans qu'il y ait de capsule de Bowman autour de lui. Dans d'autres endroits, ce bouquet vasculaire est enveloppé dans une paroi conjonctive, et qui semble accolée aux vaisseaux. Ceux-ci n'atteignent d'ailleurs que le quart du volume. Dans d'autres endroits enfin, il semble y avoir une véritable capsule de Bowman, mais le glomérule n'acquiert que la moitié du volume des glomérules voisins.

Telle est l'évolution du foyer traumatique. Il nous permet de comprendre comment une contusion violente, déchirant l'organe en plusieurs fragments ou le réduisant en bouillie, réduira le parenchyme à l'état d'atrophie complète. S'il reste un moignon de rein, sa structure sera telle qu'il sera inutile comme fonctionnement, et que le tissu fibreux empêchera toute hypertrophie compensatrice de ce côté.

Je laisse la partie histologique de cette question, et que je n'ai exposée ici que pour combler une lacune laissée par la littérature française et étrangère.

Je reviens à mon point de départ, et je vais chercher à établir pourquoi ces lésions *ne suppurent pas*, et pourquoi *le foyer ne s'infiltre pas d'urine*, qu'il s'agisse d'une néphrectomie avec suture d'une plaie ou d'une contusion.

Les traumatismes du rein ne suppurent pas
et ne s'infiltrent pas d'urine

L'absence de suppuration en pareil cas n'a pas
grand intérêt. Elle est due dans les plaies à l'antisepsie rigoureuse dont je m'entoure, et la meilleure
preuve que je puisse en donner, c'est que mes devan-
ciers, en liant simplement l'uretère ou le bassinet, provoquaient des phénomènes de pyélo-néphrite grave. Le
drainage naturel par l'uretère joue également un rôle
important; il permet l'écoulement facile des liquides
de ce côté, la pression du liquide y est peu élevée, et ne
s'oppose pas à cette élimination. Enfin l'animal sur
lequel j'opère oppose une vive résistance aux microbes
de la septicémie, cependant il suffit de supprimer l'antisepsie pour voir apparaître tous les accidents de la
suppuration.

L'absence d'infiltration d'urine est plus intéressante.
En effet voici une surface cruentée en rapport direct
avec ce liquide excrémentitiel, qu'elle sécrète peut-
être par ses lambeaux mêmes, en tous cas baignant
dans un mélange de sang et d'urine, le tout sans le
moindre accident (1). J'ai établi pour élucider ce fait

(1) J'ai à cet égard consulté mon collègue Charrin qui a étudié, au laboratoire de M. le professeur Bouchard, la toxité de l'urine. Les résultats fort
intéressants auxquels il est arrivé cadrent absolument avec nos conclusions.

L'urine normale et bactériologiquement aseptique, injectée sous la peau, paradoxal une série d'expériences. Elles m'ont permis d'arriver à une interprétation exacte de l'influence de ces différents facteurs.

Après une plaie de rein faite et suturée comme je l'ai indiqué plus haut, ou après une contusion expérimentale telle que je les pratique, l'absence d'infiltration pouvait être attribuée à une absence de sécrétion du rein. J'étais d'autant plus porté vers cette hypothèse, que les faits cliniques nous ont appris que l'oligurie à la suite des traumatismes est fréquente. Voici ce que j'ai fait pour vérifier cette hypothèse. Sur un chien je pratique une exstrophie vésicale (1), ce qui me permet de recueillir l'urine de chaque uretère sans ouvrir l'abdomen, et sans avoir d'influence perturbatrice due à l'ouverture de la vessie ou de son canal excréteur. Plusieurs jours après cette première opération, je mets l'animal en expérience. Je l'endors au chloroforme et je frappe violemment l'un des reins, je recueille ensuite séparément l'urine qui s'écoule de chaque uretère et j'en fais le dosage heure par heure. Cette analyse quantitative et qualitative me donne la mesure fonctionnelle de chaque rein, et me permet de constater quelle a été l'influence du traumatisme sur la sécrétion du côté blessé, et son influence réflexe du côté opposé. Tous les détails de ce

ne provoque presque aucune réaction locale. J'ai repris ces expériences, elles m'ont donné des résultats identiques. L'urine prise aseptiquement dans la vessie d'un chien que l'on vient de sacrifier et injectée sous la peau d'un autre animal n'amène aucun sphacèle. Il ressort de ces expériences des notions d'un haut intérêt au point de vue de l'infiltration urineuse.

(1) *Cette expérience m'a permis d'étudier différents faits sur la contraction des uretères, l'élimination de l'urine par les deux reins, la sensibilité de ces conduits et leur absorption qui est évidente.*

fait sont inscrits dans les expériences XXVIII et XXIX, dont voici le résultat. *La contusion d'un rein* est suivie d'une hémorragie assez abondante par l'uretère correspondant, mais cet organe continue à fonctionner. L'urine, comparée à celle qui provient du rein opposé, est rendue en moindre quantité, ses matériaux extractifs sont également diminués, mais ces différences quantitatives et qualitatives, très appréciables pendant les premières heures, s'effacent peu à peu. Après douze heures d'observation, la différence de sécrétion entre les deux reins est très faible. Le rein du côté opposé est influencé par réflexe ou par congestion, d'une façon curieuse. La quantité d'urine rendue de ce côté après le traumatisme semble diminuée, mais au bout de deux heures le rein est lui-même le siège d'une hémorragie, et on voit s'écouler par l'uretère correspondant un liquide sanguinolent. Il s'est donc fait une violente congestion de cet organe. Cette congestion n'a pas augmenté la quantité d'urine rendue.

Je ne veux de cette expérience retenir que ce fait. Le rein contus n'est pas le siège d'un arrêt de sécrétion. Il en est de même du rein qui a été l'objet d'une plaie. L'expérience, en tout semblable à la précédente, nous l'a prouvé.

Puisque le rein sécrète, pourquoi l'urine naissante n'infiltre-t-elle pas la plaie? La question est reculée; nous avons un facteur de moins à invoquer, voilà tout. J'émis alors l'hypothèse suivante : *Le rein peut-il sécréter, sans que la plaie elle-même, la surface cruentée, qui*

seule nous intéresse, soit le siège d'exhalation urinaire?

C'est là le point capital (1). Pour élucider ce qui a
trait *aux plaies du rein*, voici les expériences très
simples que je fais. (Les pièces ont été présentées à la
Société anatomique, en juillet 1888.) Je pratique une
résection partielle du rein, j'enlève le tiers supérieur de
l'organe et je suture très exactement au bord de la capsule
propre du rein, une membrane de gutta-percha laminée,

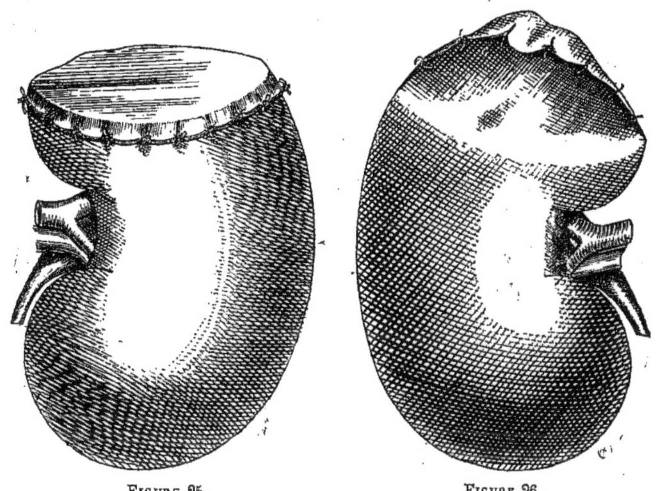

FIGURE 25.   FIGURE 26.

imperméable et stérilisée; par-dessus les points de suture,
je mets une couche de collodion iodoformé. (Fig. 25.)
Je crée ainsi une cavité parfaitement close et je réduis

(1) Il serait intéressant de rapprocher ces plaies de celles des autres
glandes, foie, pancréas, sous-maxillaire, la question s'élargit et se transforme
en une loi générale. *Les plaies des glandes sécrètent-elles leur produit de sécrétion habituel?*

le tout dans l'abdomen; le lendemain dans un cas, le surlendemain dans l'autre, j'enlève le rein, j'ouvre la membrane et je ne trouve à son intérieur qu'un mince caillot à la surface de la plaie. De liquide il n'y a pas trace. Dans une autre expérience je remplace la membrane artificielle par la capsule propre du rein. (Fig. 26.) Il me suffit pour cela de l'inciser et de rabattre les deux lambeaux. Je puis ainsi réséquer le parenchyme sous-jacent, après quoi je suture exactement la capsule et je la collodionne. J'obtiens de même que précédemment une cavité parfaitement close et en communication avec la plaie; le résultat est aussi négatif. Quel que soit le temps écoulé après l'intervention, on trouve toujours un mince caillot à la surface de la plaie, mais aucune trace de liquide à l'intérieur de la poche. Or, si petite que paraisse la surface de section du rein, si elle sécrétait pour son propre compte, on trouverait de l'urine à sa surface. Si même cette quantité était très faible, le caillot contiendrait au moins de l'urée; il n'en est rien. L'examen chimique de ces caillots a été fait par M. Artus, préparateur du laboratoire de la Faculté des sciences. Il ne contenait que les traces normales d'urée. Force est donc d'admettre que les plaies du rein ne sécrètent pas d'urine à leur surface.

Il est une preuve indirecte de cette absence de sécrétion, preuve plus sensible encore et basée sur l'intolérance absolue de la séreuse péritonéale du chien, pour l'urine. Il est remarquable de voir combien cette membrane, si rebelle à toute inflammation traumatique, réagit avec intensité en présence de l'urine et des matières intestinales. Je pratique en général mes néphrectomies partielles en passant par la voie péritonéale. Or, si après avoir réséqué une partie du rein, je fais simplement l'hémostase et je mets la surface cruentée en rapport direct avec la cavité séreuse, le moindre écoulement d'urine se fera dans le péritoine, et une inflammation rapidement mortelle en sera la conséquence. Nous avons fait cette expérience maintes fois, puisque c'était là notre premier procédé de néphrectomies partielles, nous n'avons jamais vu se déclarer de péritonite. De l'ensemble de ces faits nous pouvons conclure que l'absence d'infiltration d'urine au niveau des sections chirurgicales ou des plaies du rein, est due à l'absence même de sécrétion à la surface des lambeaux de la plaie.

Mais, pourrait-on m'objecter, si la plaie ne s'infiltre pas, c'est que le drainage par l'*uretère fait appel aux liquides*. Tout d'abord le fait est inexact, car toute la partie sécrétante séparée des tubes excréteurs n'est pas soumise à son action ; mais voici qui tranche la question directement. La pression dans l'uretère normal, si faible qu'elle soit, ne peut pas être regardée comme négative. Il n'y a pas d'aspiration, de vide produit dans le canal par la contraction de ses parois. Le fait de l'excrétion intermittente du liquide et la structure musculo-élastique du conduit auraient pu faire penser *a priori* qu'il y avait là un véritable appareil à double effet. Il n'en est rien ; deux fois j'ai introduit dans le bassinet le tube d'un manomètre extrêmement sensible, je n'ai jamais constaté la moindre aspiration de ce côté (1). J'avais tout disposé de façon à ne pas interrompre les courants nerveux, et de fait l'uretère se contractait pendant toute la durée de l'expérience mais il ne faisait pas le vide. Il existe donc toujours au-dessous d'une plaie rénale, de l'urine soumise à une certaine tension et susceptible d'infiltrer la plaie.

Cette tension est faible et les phénomènes de réparation sur un rein normal se font si rapidement que l'absence de drainage urétéral ne les empêche pas de s'effectuer; en voici la preuve: je pratique une section du rein suivant son grand axe, je le fends jusqu'au bassinet, puis je suture les deux valves; cela fait, je lie l'uretère et je force ainsi l'urine à refluer, à s'accumuler dans le bassinet et à distendre le rein. Ce sont d'excellentes conditions pour provoquer la stagnation et l'infiltration urinaire de la plaie. Or, j'ai ouvert ce rein dix jours après : la suture tenait par-

----

(1) Voici, pour ceux qui voudraient répéter mon expérience, les détails techniques. Faire une fente longitudinale au bassinet, de façon à ne pas sectionner les nerfs qui rampent à sa surface, isoler autant que possible la musculaire unie à la muqueuse de la tunique celluleuse qui contient les filets nerveux. Dans cette fente et sur la membrane interne fixer une mince canule de verre reliée au manomètre. Ajuster la canule de façon que son extrémité s'adapte dans l'uretère ; on interrompt ainsi le courant d'urine sans empêcher l'action des nerfs sur la partie sous-jacente du conduit. C'est à une précaution capitale pour savoir s'il y a aspiration. Dans deux expériences ainsi faites, nous n'avons pas vu, malgré la sensibilité de notre appareil, la moindre oscillation de l'index; cependant l'uretère se contractait, il faut admettre qu'en pareil cas, la lumière du conduit est oblitérée et que la contraction dont il est animé ne fait que diminuer l'épaisseur de ses parois. C'est un fait dont on se rend facilement compte en sectionnant transversalement un uretère. On voit alors que sa lumière disparaît et prend un aspect punctiforme.

faitement, mais le parenchyme était très aminci, le bassinet et l'uretère étaient dilatés, le rein avait augmenté de volume. (Exp. XIX, Pièce montrée à la *Soc. anat.*, février 1889.)

Le drainage urétéral n'est donc pas indispensable à l'écoulement du liquide, et son absence n'empêche pas d'une façon absolue la réunion du rein normal. Ce fait est en contradiction avec ce que nous avons vu des fistules urinaires. Aussi n'est-il pas applicable à la pathologie et n'a-t-il qu'un seul intérêt, celui de montrer la rapidité avec laquelle évoluent les processus de réparation de cet organe quand il est normal.

Pouvons-nous aller plus loin et rechercher pourquoi la sécrétion ne se fait pas et ne peut pas se faire à ce niveau? L'examen micrographique de la surface de ces plaies, pratiqué quelques heures après l'opération, nous a permis d'en constater la raison (1).

Déjà les expériences d'Overbeck sur l'anoxémie épithéliale avaient bien prouvé quelle sensibilité extrême possède l'épithélium rénal, combien il est susceptible de s'altérer sous la moindre influence circulatoire. Une suspension du cours du sang dans l'artère rénale, pendant quelques minutes, est suivie, après le retour de la circulation normale, d'une albuminurie. Nous avons pu suivre les altérations des éléments au niveau des plaies du rein abandonnées à elles-mêmes. Il suffit pour cela de pratiquer une de ces sections et d'examiner douze heures après l'état des parties. Les lésions que nous avons constatées dans ce cas portent sur l'épithélium et

(1) Voyez CHARCOT, *Conditions pathogéniques de l'albuminurie.*

les canaux excréteurs. Les cellules épithéliales des canaux contournés sont complètement dégénérées et incapables de fonctionner ; les canaux excréteurs sont oblitérés par un coagulum fibrineux (1).

C'est donc à l'altération aiguë de l'épithélium et à l'infiltration des canaux excréteurs par le coagulum fibrineux qu'est due l'absence de sécrétion urinaire à ce niveau, et cette absence de sécrétion nous explique pourquoi ces plaies ne s'infiltrent pas d'urine.

(1) Nous chercherons à établir le même fait pour toutes les plaies des glandes.

CHAPITRE IV

CORPS ÉTRANGERS

Tolérance du rein pour les corps étrangers aseptiques. — Calices et bassinets traversés par un fil antiseptique. — L'urine n'y est point modifiée par ce corps, qui peut séjourner indéfiniment à son contact. — Pas do germes, pas de décomposition de l'urine.

Nous venons de voir que les plaies simples se réunis‑ sent avec une étonnante facilité.

Je vais étudier maintenant comment évoluent les plaies compliquées de corps étrangers, et nous saurons ainsi quelle est la tolérance de l'organe dans ces circons‑ tances. Les faits cliniques tendent à prouver que là comme ailleurs les corps métalliques s'enkystent. Le‑ gouest et Socin ont trouvé des balles qui, logées dans le rein, le laissaient indifférent, tandis que les fragments organiques provoquent une suppuration interminable. Tel le blessé de Demme (1), qui rendit dans le cours d'une pyélite, suite d'un coup de feu, un fragment de tuni‑ que de soldat entraîné par le projectile dans le rein. Ce sont là des faits intéressants que la clinique peut seule juger. Mais je veux rechercher dans ce chapitre comment se comporte l'organe en présence des corps

(1) DEMME. — *Med. chir. Studien*, T. II, p. 151.

aseptiques, pour savoir si on peut impunément laisser des fils de substance organique séjourner dans le parenchyme, ou même dans les calices et le bassinet.

L'étude clinique des affections du rein nous montre que des produits néoplasiques comme le cancer, des concrétions organiques comme les caillots sanguins, et des dépôts cristallins tels que les calculs, demeurent impunément dans cet organe, sans provoquer ni pyélite ni décomposition de l'urine. D'autre part, le séjour de sondes dans la vessie s'accompagne rapidement d'une fermentation urinaire qui aboutit à la précipitation des phosphates. Ces deux faits contradictoires ne peuvent s'expliquer que de deux façons : ou bien l'urine qui séjourne dans la vessie *fermente plus facilement*, ou bien les sondes introduites dans la vessie contiennent des germes, la décomposition des urines à leur niveau n'est que le résultat d'une *inoculation chirurgicale*.

La clinique peut déjà répondre et lever la première hypothèse.

Ces mêmes corps étrangers organiques ou inorganiques, néoplasmes, caillots, calculs peuvent séjourner dans la vessie comme dans le rein sans provoquer la moindre altération du réservoir et de son contenu. C'est donc *l'inoculation* qu'il faut incriminer. La chose vaut la peine d'être élucidée, puisque la néphrorraphie au moyen d'un corps non résorbable, a été préconisée dans ces derniers temps, et que les sutures de l'uretère, après les incisions chirurgicales de ce conduit, ne peuvent être exécutées qu'avec de la soie très fine. L'expérimentation va nous fournir les preuves de l'innocuité du séjour des corps aseptiques. Il suffira d'introduire dans le parenchyme du rein et à travers le bassinet des corps étrangers stérilisés ou au contraire ensemencés d'organismes infectieux connus. En variant la nature des corps étrangers, et celle des microbes inoculés, je pourrai savoir quelle est la tolérance du rein et du bassinet et étudier l'action de l'urine naissante sur les corps étrangers, et réciproquement celle du corps étranger sur la composition de l'urine.

Voyons d'abord comment se comportent l'organe et le parenchyme en présence d'un corps aseptique. Pour cela je pratique sur un chien une laparotomie, j'attire la rein à l'extérieur, je le fends sur son bord convexe et suivant son grand axe dans toute sa hauteur jusqu'au bassinet, comme je l'ai fait pour établir mes sutures. J'introduis dans sa cavité et dans l'un des calices un fragment prismatique de spath fluor (1) chimiquement pur et stérilisé, puis je ferme les deux valves séparées. Un peu de sang s'écoule dans le bassinet et par conséquent les meilleures conditions pour une fermentation sont réalisées (2). Cela fait, je remets le rein en

(1) J'emploie le spath fluor parce qu'il est composé de carbonate de chaux chimiquement pur. C'est un corps insoluble dans l'urine, facile à stériliser par les antiseptiques ou la chaleur ; il est parfaitement lisse et suffisamment transparent pour que les moindres depôts à sa surface soient facilement aperçus. La forme prismatique de ses fragments fait qu'il répond aux parois du bassinet par ses angles mousses, bien dirigés pour les écarter et pour laisser filtrer les liquides.

(2) On pourrait sur cette expérience type, baser toute une série de recherches ayant pour but de démontrer l'influence des différentes substances placées dans le rein sur la composition de l'urine ; de même, en introduisant

place et je ferme l'abdomen. Deux mois après j'ouvre le ventre de l'animal, j'enlève le rein et l'uretère pour savoir ce qui s'y est passé. Je fends le parenchyme et le bassinet par une incision perpendiculaire à la première. Dans les quatre expériences que j'ai faites, je n'ai pas trouvé d'altération du rein ni du bassinet, la cicatrice était parfaite, le parenchyme était normal dans toute son étendue. La muqueuse des calices ne présente pas trace d'arborisations vasculaires, elle est lisse et polie. L'urine contenue dans le bassinet est normale comme aspect et comme coloration. Quant au corps étranger, il s'est logé dans l'un des coins du bassinet (trois fois à la partie inférieure), il est libre, à ce niveau il n'a pas changé d'aspect, sa surface et sa transparence sont exactement semblables à ce qu'elles étaient, et son poids n'a pas varié (1). M. Artus, préparateur du laboratoire, a bien voulu faire l'analyse chimique d'un de ces fragments ; il l'a trouvé exclusivement formé de carbonate de chaux ; il n'y a donc pas eu la moindre décomposition de l'urine, la moindre précipitation de sels à ce niveau. La conclusion s'impose ; un corps inorganique aseptique est indéfiniment toléré par le bassinet. C'est le résultat que devait nous faire prévoir l'étude clinique, puisque les calculs peuvent séjourner des années dans ces cavités sans provo-

des fragments d'urate de soude, on pourrait étudier l'action à leur niveau de divers ingesta lithotriptiques, comme je l'ai établi plus haut. Voy. « Des plaies du rein et de leur réparation ».

(1) Pièce présentée à la *Soc. anat.*, juillet 1888.

quer aucun trouble du côté de l'urine, aucun signe de pyélite.

Il en est de même des corps *organiques*. Pour le prouver je répète l'expérience précédente, mais au lieu d'ouvrir le rein, je me contente de passer dans son épaisseur et dans le bassinet, des fils de soie aseptique que j'attache, sans les serrer, sur le bord convexe de l'organe. (Exp. III.) Deux mois après la pièce est enlevée (1). On voit à sa surface les fils enkystés et la trace de leur passage à la surface de la glande. Ils ont conservé leur forme, leur coloration et leur souplesse. Dans le bassinet les fils sont aussi souples que s'ils étaient nouvellement placés, leur coloration est un peu brunâtre, mais on ne voit pas à leur surface trace de dépôts salins ; ils sont en somme dans le même état que si on les avait conservés dans un liquide aseptique depuis l'époque de l'opération. L'urine est normale.

Le second problème que nous nous étions posé est donc résolu, le rein et le bassinet tolèrent facilement les corps étrangers organiques, pourvu qu'ils soient aseptiques. L'urine n'est pas altérée par leur présence et on ne trouve pas de sédiments à leur surface. Ce résultat a sa valeur. Il prouve que la suture du rein, faite même avec des substances non résorbables, peut être tentée sans inconvénient, pourvu que ces substances soient aseptiques; il nous montre également que l'urine normale n'altère pas ces corps, et ne provoque pas de dépôts secondaires à leur niveau. C'est un fait qu'on ne doit pas perdre de vue dans la néphrorraphie, bien que

(1) Pièce présentée à la *Soc. anat.*, juillet 1888.

nous préférions dans ce procédé le catgut, qui exerce sur le parenchyme une constriction temporaire et non définitive.

Ces conclusions nous permettront d'aborder dans le chapitre suivant l'étude des urétérotomies et de la suture des uretères. Reste à savoir ce qui se passe quand le corps étranger est *septique*, qu'il le soit primitivement de par la chirurgie, ou secondairement de par l'inoculation due au rein malade, rein suppurant atteint de pyélo-néphrite, comme cela est si commun. C'est là un fait que je n'ai pu encore étudier suffisamment pour en parler ici.

CHAPITRE V

URÉTÉROTOMIE

De la direction à donner aux incisions de l'uretère. — Difficulté de la suture.
— Les plaies transversales se réunissent très difficilement, les plaies longitudinales nécessitent une minutieuse suture de Lembert. — Application
aux calculs de l'uretère.

L'incision directe de l'uretère, pratiquée dans le but
d'extraire un calcul, n'a pas encore pris rang dans la
pratique chirurgicale. C'est là, cependant, une opération
qui peut rendre de grands services dans tous les cas où
une concrétion est arrêtée dans ce canal. Nous avons, à
cet égard, relevé les observations de pierres ainsi fixées
dans leur migration. Elles nous ont donné le résultat que
l'étude anatomique pouvait nous faire prévoir. Le siège
d'élection de ces calculs est l'extrémité supérieure de
l'uretère à sa jonction avec le bassinet, puis, par ordre
de fréquence, son extrémité inférieure, et enfin sa
partie moyenne (1). La fréquence de l'arrêt aux deux
extrémités du conduit, nous explique pourquoi les tentatives d'extraction de ces calculs se sont adressées à la

---

(1) MELCHIOR TORRÈS. Thèse de Paris, 1878. — GARGAM. *Calculs de
l'uretère*. Thèse de Bordeaux, 1887.

voie vésicale ou à la voie rénale, et cela depuis plus d'un siècle, tandis que l'urétérotomie directe n'a été exécutée que par Cullingworth et, d'ailleurs, avec un insuccès complet.

A la vérité, ce que nous savons des blessures de l'uretère est peu encourageant, puisque toute rupture de ce conduit est fatalement suivie d'une fistule presque inaccessible à nos moyens d'action. Il y aurait cependant grand intérêt à savoir au juste ce que nous pouvons attendre de l'incision directe de ce conduit, car le dégagement des calculs par la voie vésicale est loin d'être facile. Morris a décrit un procédé très compliqué (*Amer. Journ. of med. Sc.*, 1884, p. 458) pour extraire par la vessie, préalablement taillée, lés pierres arrêtées à quelque distance du méat urétéral. Il n'a jamais exécuté son procédé sur le vivant. D'ailleurs Ledran, Desault, l'avaient précédé dans cette voie il y a quelque cent ans. Mêmes difficultés pour extraire, par la *néphrotomie*, les calculs enclavés profondément dans l'uretère ; tous les opérateurs se sont efforcés de leur faire rebrousser chemin et de les faire sortir par l'incision rénale. Les efforts pratiqués dans ce sens et les instruments spéciaux sont souvent restés impuissants, et l'opération a été incomplète dans nombre de cas, comme l'autopsie l'a prouvé. C'est en lisant ces insuccès, et en voyant combien une incision simple et directe du canal sur un corps étranger aurait évité d'échecs et de manœuvres dangereuses, que nous avons pratiqué nos expériences. Elles ont pour but non pas d'encourager les incisions urétérales aux dépens des sections du rein, car le pronostic est tout en faveur des secondes, mais de rendre les opérateurs moins défiants à l'égard des premières.

La rétraction considérable des deux extrémités du conduit, après la section complète et transversale, indique bien que c'est une incision parallèle à sa direction qu'il faut pratiquer. Le conduit urétéral étant composé d'une mince couche muqueuse, d'une double épaisseur de muscles lisses et d'une enveloppe celluleuse très vasculaire, les notions générales que nous possédons sur les sutures devaient de suite nous conduire à chercher, dans l'adhérence des deux parois externes, l'oblitération de ces plaies. L'adossement des deux muqueuses ne pouvait donner aucun résultat; la musculeuse n'était ni assez vasculaire ni assez vivace pour fournir une rapide cicatrisation ; elle n'est bonne que comme soutènement de la suture. C'est donc à la membrane celluleuse qu'il faut demander la cicatrice. Mais cette couche celluleuse reçoit ses vaisseaux du tissu graisseux ambiant, qui lui forme une véritable membrane nourricière, une dénudation trop étendue de ce canal exposerait à son sphacèle.

Ici, comme pour mes opérations précédentes, obligé de créer de toutes pièces un procédé opératoire, j'ai beaucoup tâtonné et, par conséquent, beaucoup échoué avant d'arriver à la technique définitive. Nos premières expériences nous prouvèrent bien vite que la fermeture d'une plaie urétérale était difficile à obtenir. Nos sutures, à points éloignés de 5 millimètres, manquaient, et nos animaux succombaient à une fistule consécutive, quelquefois même toute la hauteur de l'uretère suturé était sphacélée. Je multipliai alors les points de suture, mais j'arrivai à rétrécir le calibre du conduit et à voir tous les accidents consécutifs à cette lésion se développer dans le rein. D'autre part, une dénudation trop complète du canal tuait les animaux, vers le cinquième jour, par sphacèle de ses parois. Peu à peu, je perfectionnai le manuel opératoire, et voici la façon dont j'ai obtenu, en octobre 1888, les cicatrices présentées à la Société anatomique le 1er février 1889.

J'ai exécuté des sections longitudinales et transversales intéressant la totalité du conduit. Les premières sont intéressantes et je les décrirai seules. Je prends un animal assez gros, de façon à avoir un uretère d'un volume se rapprochant de celui de l'homme. Incision sur le bord externe du grand droit au niveau et au-dessus des épines iliaques; ouverture du péritoine (1). Introduction de l'index qui refoule l'intestin du côté opposé, recherche de l'artère iliaque primitive, sensation d'un cordon roulant à sa surface toujours perceptible et rappelant par son volume et sa direction le conduit cherché. Ce cordon, accroché sous le doigt, est amené à l'extérieur (2). Il comprend les vaisseaux spermatiques noueux, violacés, dont quelques-uns battent sous le doigt, et l'uretère qui est dur, lisse, arrondi, une épaisse

_(1) On peut également passer par la voie extra-péritonéale, mais la recherche de l'uretère est alors très difficile, et comme le conduit est entouré de tous côtés par le péritoine chez le chien, on ouvre presque fatalement la séreuse avant de le mettre à nu; chez l'homme, au contraire, c'est la voie extra-péritonéale qu'il faut prendre.

(2) *Cette manœuvre est facile, étant donné le méso qui enveloppe le conduit.*

couche de graisse réunit le tout. Le voisinage des vaisseaux spermatiques est dangereux pendant la suture, la pointe de l'aiguille menace sans cesse la paquet vasculaire; il faut le ménager, moins à cause de la gravité de sa lésion que par suite de l'hémorragie abondante qu'il donne, hémorragie qui obscurcit le champ opératoire,où une netteté absolue est de première nécessité. Le conduit reconnu est isolé par une sonde cannelée. Je le dénude *du côté du péritoine* (pour éviter son méso) dans l'étendue de deux centimètres, et un fil est passé à un centimètre au-dessus de la future section; il est serré très modérément et empêche l'urine de couler jusqu'au champ opératoire. J'incise alors le conduit très minutieusement pour n'intéresser que l'épaisseur d'une paroi.

L'incision faite, les bords s'écartent peu, je m'assure de la perméabilité du conduit en introduisant un instrument mousse dans sa cavité. Je remplace ensuite cet instrument par un crayon mou d'iodoforme, et je pratique la suture, qui, je ne saurais trop le dire, est une opération minutieuse, délicate, difficile, qui demande à être parfaitement exécutée. Pour cela j'emploie des aiguilles rondes, aussi fines que j'ai pu me les procurer, et une soie phéniquée n⁰ 0, et détriplée de façon à ne représenter qu'un des brins de ses trois chefs. (Cette substance est préférable au catgut, toujours trop volumineux.) Je fais alors une suture de Lembert. Je passe chaque fil environ à deux millimètres de la lèvre de la plaie, je le fais pénétrer dans l'épaisseur de la paroi et non dans sa cavité, puis il ressort à la limite même du bord sectionné (1). Ces points sont très rapprochés. Il n'y a pas plus de deux à trois millimètres entre chacun d'eux. Je mets six ou sept points pour fermer

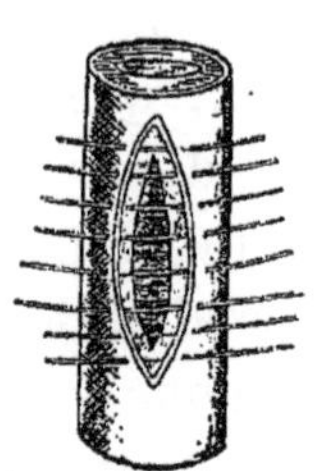

Figure 27. — Suture de l'uretère.

une plaie de deux centimètres. J'enlève le fil d'attente placé sur l'uretère, au-dessus, pour empêcher l'urine de s'écouler, j'enlève la sonde cannelée qui maintient à l'extérieur ce canal, et le liquide retenu au-dessus du fil se précipite au niveau de la cicatrice qu'il distend. Les débris du crayon iodoformé sont ainsi entraînés dans la vessie où ils achèvent de se dissoudre.

Si la suture n'est pas parfaite, l'animal meurt de péritonite dans les cinq jours. Si elle est parfaite, il est toujours ébranlé par cette opération, beaucoup plus que par une néphrotomie. Au bout de quinze jours, la cicatrisation est complète, on peut sacrifier l'animal et on trouve au lieu et siège de la suture un volumineux noyau fibreux, qui englobe tous les tissus, les fils seuls persistent et sont tous en dehors du canal ; il n'y a pas de rétrécissement de son calibre et le rein correspondant

(1) On ne peut ici agir comme dans l'intestin et prendre une grande épaisseur de tissu, il faut pour rétrécir le moins possible le conduit faire ressortir l'aiguille presque au ras de la plaie.

n'est pas altéré. Pour m'en assurer j'ai pratiqué, sur un animal ainsi opéré, la néphrectomie du côté opposé et cela avec succès. (Exp. XXX et XXXI.)

Cette opération, si délicate chez l'animal qui possède un conduit très ténu, serait très facile chez l'homme, grâce au volume plus considérable de ce conduit et surtout grâce à sa dilatation énorme au niveau du calcul et au-dessus de lui. Ce serait alors une véritable suture intestinale, et je ne doute pas qu'avec le procédé que je viens d'indiquer on n'arrive à une occlusion parfaite. Bien que nous n'ayons que quatre expériences à présenter, elles nous permettent de conclure nettement à l'incision longitudinale comme méthode générale d'urétérotomie.

Les sections *transversales* de l'uretère ont un intérêt pratique moins direct, tout au plus seraient-elles applicables à la résection de ce canal dans un cas de rupture traumatique ou de rétrécissement fibreux bien localisé. L'occlusion de la plaie est dans ces cas beaucoup plus difficile que précédemment. Nous avons échoué dans nos expériences, même en appliquant ici les procédés de la suture intestinale par le procédé de Jobert. Nos six expériences nous ont donné quatre fistules consécutives à des oblitérations de l'uretère par la suture, et deux rétrécissements tels que les parties sus-jacentes étaient fortement dilatées.

Voici le manuel opératoire que j'ai suivi. Laparotomie, uretère amené à l'extérieur, deux fils d'attente modérément serrés, l'un au-dessus de la future section, l'autre au-dessous. Je sectionne alors le conduit transversalement. Cette section est suivie de deux résultats importants : la *rétraction considérable des deux bouts de l'uretère, l'effacement de sa lumière*. C'est contre ces deux facteurs que nous aurons à lutter, ce sont eux qui rendront si difficile la suture. Contre l'écartement des deux extrémités, nos fils placés d'avance, au-dessus et au-dessous, nous permettront d'agir et de rapprocher les extrémités. Contre l'effacement de la lumière, j'introduis un instrument mousse dans le bout supérieur et un stylet de même forme, mais plus volumineux, dans le bout inférieur qui devra être dilaté pour recevoir son congénère.

2º Je libère, dans l'étendue d'un centimètre, chaque conduit ; je le sépare du méso graisseux et vasculaire dans lequel il est compris et auquel il adhère par ses vaisseaux, de façon à permettre le glissement du segment supérieur dans le bout inférieur.

3º Je pratique la suture ; elle comprend, en somme, deux plans : une suture de Jobert et une suture de Lembert superposées. Pour faire le point de Jobert, je pique dans le bout vésical, à 6 ou 8 millimètres de ma section, une aiguille qui pénètre *dans la lumière du canal*, ressort par la section, puis rentre *dans l'épaisseur* de la paroi du bout supérieur, chemine dans cette épaisseur, et ressort à 6 ou 8 millimètres au-dessus.

L'aiguille, ainsi ressortie, rentre de nouveau *dans la lumière* du bout inférieur et ressort transversalement à 2 millimètres de son point d'entrée (1). Je

(1) Ce trajet un peu compliqué s'effectue facilement quand on a acquis quelque habitude, et la paroi urétérale est suffisamment épaisse pour laisser

fais ainsi deux ou trois points de suture, suivant le calibre du canal. Lorsque les fils sont serrés, le bout supérieur est invaginé dans le bout inférieur, mais il reste entre les points de suture des parties non affrontées, par lesquelles le liquide refluait dans une première opération. Ce défaut d'adaptation est dû à la rétraction incessante du bout supérieur. C'est pourquoi je surajoute à cette première suture une suture de Lembert, dont les points sont intermédiaires aux précédents. Il suffit pour cela de passer le fil dans la celluleuse des deux bouts rapprochés. Enfin je réunis, par quelques catguts perdus, la graisse périphérique qui forme manchon protecteur à ma suture. J'enlève les fils d'attente et je suture l'abdomen comme dans les expériences précédentes. Les résultats sont déplorables, il reste une fistule ou il se fait une oblitération du canal.

Nous sommes donc en possession d'un seul mode d'incision de l'uretère, c'est la section longitudinale ; voyons ses indications et son manuel opératoire chez l'homme. — Étant donné que les calculs siègent, en général, à l'extrémité supérieure du canal, l'incision lombaire de la néphrectomie conduira droit sur le calcul, et une section longitudinale de l'uretère et du bassinet, sur et au-dessus de l'obstacle, permettra de l'extirper. Le calibre très élargi du canal à ce niveau assurera la facilité de la suture. Si le calcul siège à la partie inférieure, au niveau du méat urétéral, la taille et

---

passer une fine aiguille. La lumière du conduit, grâce aux deux stylets introduits dans sa cavité, permet facilement son cheminement. J'ai d'ailleurs pu supprimer sans inconvénient la rentrée du fil une seconde fois.

l'extraction directe par incision de l'uretère seront indiquées. Mais, en pareil cas, je crois que la voie périnéale recommandée par Morris serait insuffisante, et je lui préférerais la voie sus-pubienne, qui seule permettrait les manœuvres délicates et compliquées de l'extraction. Cullingworth (1) a même exécuté, dans un cas de ce genre, l'ouverture d'un foyer purulent de l'uretère par la cavité péritonéale; il put ainsi enlever le calcul et vider la poche. Il referma la poche, et le malade mourut au huitième jour; il y avait un autre calcul du côté opposé et au même point.

Quand, au contraire, le corps étranger siège à la partie moyenne, il est, au dire de Morris, au-dessus de nos moyens d'action. Je crois, au contraire, que c'est le point où il est le plus facilement accessible.

Pendant mon prosectorat à la Faculté, j'avais, à propos d'un malade du service de M. Guyon, qui portait un calcul de l'uretère, essayé un manuel opératoire qui pût nous conduire directement sur le conduit. Voici à quel procédé je m'étais arrêté. Incision de 8 centimètres passant à trois travers de doigt en dehors du bord externe du grand droit, parallèlement à ce muscle. Section directe des muscles grand et petit oblique. Incision sur la sonde cannelée de l'aponévrose du transverse, décollement du péritoine qui, à ce niveau, est facilement séparable de l'aponévrose. Cheminement dans le tissu sous-péritonéal jusqu'à la rencontre du corps étranger. Sur le cadavre ce corps étranger n'existant pas, on risque,

(1) *Trans. of the Pathol. soc. of London*, 1885.

en décollant le péritoine, de décoller avec lui l'uretère qui, lui, est sous-jacent. Le fait m'est arrivé assez fréquemment pour que je donne, en pareils cas, comme point de repère, l'artère iliaque primitive, au-dessus de laquelle on verra ou on sentira un cordon blanc aplati assez résistant. C'est le canal cherché.

Je crois que l'urétérotomie, pratiquée comme je viens de la décrire, et suivie d'une suture bien exacte, doit prendre rang à côté de l'incision du rein et de la cystotomie. C'est un complément indispensable qui ne manquera pas de trouver son application. Il est certain que la facilité d'exécution de la néphrotomie et l'efficacité de sa suture, la feront préférer à l'uretérotomie dans tous les cas où elle permettra l'extraction facile des calculs. Mais si cette extraction nécessite des manœuvres dangereuses, si surtout elle est reconnue impossible, il ne faudra pas hésiter à recourir à l'incision directe de l'uretère, suivie d'une suture par le procédé que nous avons indiqué.

Sur cette question de l'urétérotomie viendrait se greffer la question de l'abouchement des uretères dans le rectum. Cette opération, exécutée déjà par Bardenheuer et Novaro avec succès, a été tentée par moi dans deux expériences, dont j'ai donné le résultat à propos du travail de M. Pousson sur l'exstrophie de la vessie (1).

(1) Pousson. — *Annales des mal. des org. génito-urinaires.* — Avril 1888. P. 241.

EXPÉRIENCES (1)

I. — NÉPHRECTOMIES

Expérience I. — *Néphrectomie gauche. — Résections partielles du rein droit comprenant en poids 104 grammes sur 116 grammes. — Mort accidentelle le quinzième jour. — Hypertrophie compensatrice complète.*

Chien de berger, pesant 16 kilogrammes. Précautions antisepti-ques habituelles.

Le 11 *janvier* 1888, anesthésie à l'atropomorphine et au chloro-forme. Laparotomie sur la ligne blanche — décortication du rein gauche — ligature du pédicule, extirpation du rein. Suture de la paroi abdominale au crin de Florence à points séparés traversant toute son épaisseur. Pansement à la poudre d'iodoforme recouverte d'une couche de collodion. Le rein enlevé pèse 58 grammes.

L'animal est descendu à l'infirmerie. Jeûne pendant vingt-quatre heures, puis alimentation composée de lait pendant deux jours. Tous les jours lavage de la plaie et collodion iodoformé. Au hui-tième jour on enlève les fils. Au dixième jour, le chien passe de l'in-firmerie dans la cour commune. Il paraît en parfaite santé.

Le 7 mars, soit cinquante-six jours après. — Laparotomie par

(1) Je ne rapporterai ici que les faits qui n'ont pas été publiés déjà à la Société anatomique dans mes différentes communications. Je citerai seule-ment *in extenso*, avec tous ses détails, chaque expérience fondamentale, à l'appui des propositions précédentes.

une incision en dehors du muscle grand droit sur son bord externe, dénudation du rein gauche de sa capsule graisseuse. Le rein est très hypertrophié, je l'amène hors de la plaie abdominale et j'enlève, au thermocautère, l'extrémité inférieure du rein droit ; hémorragie abondante ne cédant pas à la compression. Le sang se fait jour en nappe entre la substance corticale et la substance tubuleuse. Je lie alors le rein en masse, à un centimètre au-dessous de la précédente section, avec un fil de catgut nº 4. Je forme ainsi une sorte de gros pédicule, l'hémorragie s'arrête, je replace le rein dans la fosse lombaire, je suture le péritoine au devant. Les ligatures des vaisseaux de la paroi sont faites au catgut. La plaie de l'abdomen est fermée par neuf points de crin de Florence. Iodoforme et collodion.

Le chien est descendu à l'infirmerie, jeûne pendant vingt-quatre heures, alimentation progressive, et mauvais aspect pendant trois jours. Pansement quotidien au sublimé et à l'iodoforme. Le 14 mars (septième jour) on enlève les sutures, la plaie est réunie. Le fragment enlevé pèse 11 grammes.

20 avril, soit 43 jours après la seconde opération, nouvelle laparotomie latérale dans la seconde cicatrice. Adhérences très serrées, nombreuses et très vasculaires, entourant le rein. Ligature successive des vaisseaux. Je décortique ces fausses membranes, je mobilise le rein et je l'amène dans la plaie. Il semble aussi volumineux qu'avant la seconde opération. Résection au thermocautère de la partie supérieure représentant le tiers de l'organe; malgré toutes les précautions prises pour empêcher l'hémorragie, cautère au rouge sombre, cautérisation successive des vaisseaux qui donnent, il est impossible d'arrêter l'hémorragie, je jette alors un catgut à un centimètre au-dessous de la suture du rein et je fais une ligature en masse, modérément serrée mais suffisante pour arrêter l'hémorragie. Suture de la paroi et pansement comme précédemment. Le fragment enlevé pèse 15 grammes.

L'animal est mis, comme après les premières expériences, à l'infirmerie. Après deux jours de malaise il reprend appétit, mais il maigrit un peu. Il est pansé comme d'habitude, malgré cela la suture ne me paraissant pas solide, vu cette ancienne cicatrice, j'enlève les fils seulement au quinzième jour. Éventration complète pendant la nuit. Mort le lendemain.

L'autopsie montre les viscères intacts. Le rein est entouré de tous côtés. L'épiploon et l'intestin adhèrent intimement et lui forment une vraie carapace, au milieu de laquelle je le dissèque. Il a à peu près le volume d'un rein normal. Il porte à ses deux extrémités les cicatrices fibreuses des deux néphrectomies partielles. Le reste de la capsule est normal. A la partie inférieure, siège de ma première néphrectomie, existe une simple plaque fibreuse ; à la partie inférieure la cicatrice n'est pas complète, il reste un moignon de rein séparé du reste de l'organe par le fil, son poids est de 10 grammes.

A la coupe, on voit la substance tubuleuse et corticale paraissant indemne. Son poids est de 60 grammes.

L'artère, la veine et l'uretère du côté opposé sont réunis en une masse fibreuse, ils sont tous perméables dans toute leur étendue jusqu'à cette cicatrice.

Voici donc un animal dont chaque rein pesait 58 grammes, soit 116 grammes pour les deux. Je lui ai par résections successives supprimé directement 84 grammes de rein, et si l'on ajoute au segment enlevé le poids du moignon laissé entre la section et la ligature, qui, rétracté, pesait 10 grammes et par conséquent à l'état frais devait peser beaucoup plus, soit 12 grammes pour les deux moignons, et je reste, comme nous le verrons, très au dessous de la vérité, cet animal a perdu 104 grammes de rein sur 116 grammes, et avec ses 12 grammes qui restaient, il a refait en deux mois 60 grammes de rein, soit plus que le poids normal de son premier rein. Sa mort étant accidentelle, nous voyons qu'un animal peut vivre avec moins que la valeur d'un seul rein (1).

(1) Je dirai une fois pour toutes que ces opérations sont entourées de la plus minutieuse antisepsie. La région est rasée, puis savonnée, lavée au sublimé au millième et à l'éther. Ce champ opératoire est limité par des compresses bouillies pendant quatre heures dans l'acide phénique 5 °/o, tous les instruments ont subi la même désinfection. Les fils sont conservés dans l'eau phéniquée forte, l'opérateur prend ses instruments lui-même. La toilette de la plaie et du péritoine est faite avec des tampons de ouate au sublimé, trempés dans la liqueur de Van Swieten.

Chaque rein, ou chaque fragment enlevé est pesé. Son diagramme est pris, un fragment en est de suite placé dans l'alcool absolu, étiqueté et envoyé au laboratoire de M. CORNIL.

EXPÉRIENCE II. — *Néphrectomie totale.*— *Néphrectomie partielle
de la moitié du rein.* — *Suture avec épingle.* — *Ligature
portant sur le bassinet.* — *Mort par fistule urinaire.* — *Rein
doublé de volume en six semaines.*

Gros chien noir pesant 12 kilog.

Le 16 mars 1888. — Anesthésie avec l'atropomorphine et le chloroforme. Préparation antiseptique de la région. Incision de Langenbuch du côté gauche. Décortication du rein, néphrectomie totale. Ligature séparée des vaisseaux et de l'uretère au catgut. Pas de suture du péritoine au-devant du rein. Réunion de la plaie abdominale en trois étages. Pansement à l'iodoforme. Guérison. Poids du rein enlevé, 48 grammes.

Le 2 mai. — Anesthésie au chloroforme. Incision de Langenbuch du côté droit. Le rein est séparé du péritoine et de sa capsule adipeuse et amené dans la plaie. Il est arrondi et si volumineux qu'il passe avec peine entre les lèvres de la plaie. Je coupe au thermocautère toute son extrémité inférieure au ras du bassinet. Hémorragie abondante que le fer rouge est incapable d'arrêter. Je cherche à placer une ligature en masse qui parfait l'hémostase, mais glisse de suite. Je passe alors à cinq millimètres de la section deux fortes épingles bien aseptisées et, au-dessous des deux, je serre mon fil de catgut qui, ne pouvant déraper, empêche toute hémorragie. Je touche le moignon à l'acide phénique à 5 %. Je résèque les épingles au niveau de la plaie et je réduis le tout dans l'abdomen. La paroi est suturée à triple étage. Catgut pour le péritoine et les muscles. Crin de Florence pour la peau. Pansement à l'iodoforme et au collodion. Le poids du rein enlevé est de 20 gr. Le lendemain l'animal est très abattu, il ne boit pas. Le surlendemain il reste encore couché, et refuse toute alimentation.

Le 5 mai. — Mort. Autopsie. L'épiploon adhère autour du rein, aux anses intestinales, et forme là une sorte de magma empâté. Je décolle les anses intestinales, et je trouve le rein adhérent à la fosse lombaire, au niveau de la section et au point où passe le fil, une fissure à la partie inférieure du bassinet qui a été sphacélé par cette constriction. La fissure présente cinq millimètres et c'est de là que la péritonite a dû partir. *L'uretère* de ce côté est perméable et la vessie contient 170 centim. cubes d'urine légèrement teintée de sang.

L'uretère du côté opposé est perméable de la vessie jusqu'à la fosse lombaire, il se termine là par un bourrelet fibreux sans trace d'abcès; comparé à l'uretère droit, il est nettement moins volumineux.

Les vaisseaux sont également oblitérés par cette masse fibreuse à laquelle ils adhèrent. *Le rein* présente une forme arrondie. Son poids total est de 65 gr. qui se décomposent ainsi : 45 grammes de parenchyme normal, et 20 gr. de tissu compris entre la section et le passage du fil, tissu destiné à se résorber et à disparaître.

A la coupe, la substance médullaire et la substance corticale présentent leur coloration et leur forme normale. La substance corticale a 8 mm. d'épaisseur dans sa partie la plus large, la substance médullaire 12 mm.

Le ventricule gauche du cœur mesure 15 mm. d'épaisseur.

Des fragments du rein autrefois néphrectomisé (gauche) et du rein droit, des deux uretères, des deux parties latérales de la vessie, des fragments du cœur, sont conservés dans l'alcool absolu pour l'examen histologique.

En somme cet animal a pu en six semaines doubler le poids de son rein unique. Ce rein droit pesait en effet 48 gr. et il est arrivé à peser 85 grammes, son poids a presque doublé. S'il n'y avait pas de régénération dans son intérieur, on devrait donc voir les vaisseaux et les éléments constituants de l'organe présenter des dimensions énormes.

Cette expérience nous montre de plus le danger des blessures de l'uretère et du bassinet, danger sur lequel nous aurons occasion de revenir. Elle nous a appris à nous défier du procédé de suture avec les épingles et un fil passé au-dessous, car il faut alors laisser un pédicule énorme, dont il faudrait tenir compte dans le poids des parties réséquées.

EXPÉRIENCE III. — *Néphrectomie totale. — Néphrectomies partielles successives. — Insuffisance du thermo-cautère. — Ligature en masse au-dessous des épingles. — Mise à demeure de corps étranger dans le bassinet. — Guérison. — L'animal est sacrifié au bout de six mois pour l'étude anatomo-pathologique.*

25 *janvier 1888.* — Chienne griffonne grise, pesant 16 kilogr. Anesthésie par le chloroforme et l'atropomorphine. Incision latérale

gauche en dehors du grand droit de l'abdomen, ouverture du péritoine. Décortication du rein qui est amené à l'extérieur. Ligature séparée de l'artère et de la veine rénales. L'uretère est pris dans une ligature séparée. Le tout fait à la soie phéniquée; pas d'hémorragies. Toilette du péritoine. Suture à triple étage. Pansement iodoformé. *Le rein enlevé pèse 65 grammes* (plein de sang). Soins consécutifs et pansements quotidiens comme dans le cas précédent. Réunion par première intention. On enlève les fils. Le 7 février, l'animal est absolument dans son état normal.

18 *avril* (83me jour). Nouvelle anesthésie par le même procédé, pour voir si l'atropomorphine est applicable à ces cas de rein unique. Incision latérale droite en dehors des muscles grand droit. Ouverture du péritoine. Je trouve un rein énorme, il a certainement le double du volume du rein du côté opposé; je fais saillir son extrémité supérieure dans la plaie et je réséque environ le tiers de l'organe au thermocautère : hémorragie abondante. Impossibilité de faire l'hémostase par le fer rouge ou les ligatures dans la plaie, la superficie du rein du côté convexe comme du côté concave est exsangue, mais la région correspondant à la base des pyramides continue à donner du sang. Je passe alors à cinq millimètres au-dessous de la section deux épingles parallèlement l'une à l'autre. La première du côté de la convexité, la seconde à la concavité, puis je traverse l'organe au-dessous d'elle avec un fil de soie double. J'entrecroise les chefs et je lie chacun d'eux au-dessous des épingles. L'hémostase est immédiate et parfaite. Réduction du rein. Suture à triple étage. Pansement iodoformé. Soins consécutifs. Diète, puis alimentation progressive.

Le fragment enlevé pèse 20 grammes.

L'animal un peu abattu pendant deux jours se remet complètement et rapidement. Réunion par première intention.

3 *juillet.* — L'animal très bien portant est sacrifié par la piqûre du bulbe pour une expérience du laboratoire. L'autopsie montre :

Du côté gauche, néphrectomisé complètement. Pas de péritonite. A la place du rein, sorte de noyau fibreux, dur, allongé de haut en bas et mesurant 3 cent. Son extrémité inférieure adhère à l'extrémité de l'uretère oblitéré à ce niveau. Sa partie supérieure correspond à la veine et à l'artère rénales également oblitérées.

Du côté droit, épiploon et anses intestinales agglutinées autour

du rein. La glande est arrondie, volumineuse. Il mesure 62 mm. de
long., 42 mm. dans sa plus grande largeur. A son extrémité supérieure on trouve une masse fibreuse irrégulière, dense et épaisse.
De cette masse émergent les extrémités des deux épingles ; elles
sont noircies, mais intactes, au-dessous d'elles se voient les extrémités des deux fils. A la coupe du rein, on trouve les substances
corticale et médullaire hypertrophiées. A la partie supérieure, les
deux épingles baignent dans les calices, elles sont en contact avec
l'urine. Leur coloration est noire mais, ni leur volume ni leur surface
ne paraissent altérés. Le fil traverse plus bas la substance rénale et
le bassinet, il est souple, il a conservé sa coloration, sa consistance,
et même en partie, sa solidité, on ne trouve aucune trace d'inflammation du rein à son voisinage. Le poids du parenchyme restant
est de 67 grammes.

Les deux uretères présentent un volume inégal. L'uretère *droit*
est beaucoup plus gros à la vue et au toucher que son congénère.
Les vaisseaux du côté droit sont volumineux, ceux du côté gauche
sont atrophiés et oblitérés.

Expérience IV. — *Néphrectomie totale. — Quatre néphrectomies
partielles successives par la méthode sous-capsulaire ; suppression du parenchyme comprenant la totalité du poids des deux
reins, sauf cinquante centigrammes. — Hypertrophie compensatrice ayant permis à l'animal de vivre avec 1 gr. 20
de substance rénale par kilog. d'animal.*

Petit chien blanc, caniche, pesant 5 kilogrammes, adulte.

Le 25 mai 1888. — Anesthésie à l'atropomorphine et au chloroforme. Laparotomie sur la ligne médiane, néphrectomie totale du
côté gauche. Ligature séparée de l'uretère et des vaisseaux. Toilette du péritoine. Suture de l'abdomen au crin de Florence. Pansement à l'iodoforme et au collodion. Le rein enlevé pèse 18 grammes.
L'animal est mis à l'infirmerie pendant deux jours. Il y jeûne pendant vingt-quatre heures, il mange un peu le lendemain, et dès le
troisième jour, il est placé dans le chenil commun. Réunion par
première intention. On enlève les fils *le 3 juin*, — soit neuf jours
après l'opération.

Le 4 juillet. — Laparotomie latérale droite. Incision en dehors
du muscle grand droit. Le rein droit très hypertrophié, arrondi, tur-

gescent, est amené dans la plaie. Sur son extrémité supérieure j'incise la capsule suivant le grand axe de l'organe, dans l'étendue de quatre centimètres. Le milieu de l'incision correspond à l'extrémité supérieure de l'organe. Cette section entame un peu le parenchyme sous-jacent qui saigne assez abondamment, une simple compression suffit à l'hémostase; saisissant alors chacune des lèvres de l'incision, je la rabats en décapuchonnant ainsi l'extrémité du rein, je fais alors comprimer le gros vaisseau du hile entre deux doigts de mon aide, M. Bresset, et toute hémorragie étant ainsi conjurée, à la base de l'incision capsulaire j'incise le tiers supérieur de l'organe par deux coups de bistouri formant un V dont la pointe regarde le bassinet, puis la capsule est rabattue et suturée, les deux lèvres des V sont suturées par trois points de catgut, mais la compression est supprimée et le rein remis en place. Suture de l'abdomen à triple étage. Péritoine et muscles réunis séparément au catgut, peau et tissu cellulaire rapprochés au crin de Florence. Iodoforme et collodion.

Le fragment enlevé pèse 6 grammes. L'animal est comme précédemment placé à l'infirmerie. Le 6 *juillet* il mange un peu, *le* 8 il est mis dans la cour commune, il est peu alerte, il reste couché et paraît beaucoup plus abattu qu'il ne l'était après la première néphrectomie. *Le* 10, il mange autant que les autres chiens et paraît guéri.

Le 15, j'enlève les fils de la plaie, la réunion est complète.

Le 8 août. — Nouvelle néphrectomie partielle. Craignant les effets de l'atropomorphine, j'endors l'animal au chloroforme, avec l'appareil de Paul Bert. Nouvelle incision dans l'ancienne cicatrice. La masse intestinale n'est pas adhérente à la paroi abdominale ni au rein. Ce n'est qu'au niveau de la cicatrice de la capsule que l'organe adhère à l'intestin et à la région lombaire, je puis amener l'extrémité inférieure dans la plaie. Je résèque alors la partie inférieure du rein par le même procédé sous-capsulaire. Incision de la capsule qui est simplement ponçtionnée, puis déchirée avec la sonde cannelée, les deux lèvres sont rabattues, l'extrémité inférieure dénudée se présente dans la plaie. Je fais faire la compression des vaisseaux du hile et je résèque la partie dénudée (cinq grammes), puis, sans mettre de point de suture, je tords la capsule de façon à étreindre fortement les deux lèvres de la plaie, et je la lie au ras du rein avec un fil de catgut; la suture, le pansement et les soins consécutifs se font comme

précédemment. Aucun accident notable, sauf une période de dépres-
sion plus longue. Le septième et le huitième jour seulement, l'animal reprend son état normal. Les sutures sont enlevées le 18,
la réunion est parfaite.

Le 6 septembre. — Troisième néphrectomie partielle. L'incision
abdominale est pratiquée au même niveau, car il n'y a pas trace
d'éventration. Adhérences péritonéo-intestinales légères au-devant
du rein, faciles à déchirer et ne donnant que peu de sang.Le rein est
adhérent par ses deux extrémités au péritoine et à l'intestin, je
divise péniblement tout ce qui le retient en bas, et je l'amène dans la
plaie, son volume est considérable, il présente une forme globuleuse
arrondie, il est dodu. J'incise la capsule épaissie et j'enlève un
segment de la substance corticale pesant deux grammes, après avoir
fait comprimer le hile comme précédemment. La capsule fermée
est suturée au catgut. Suture abdominale, pansement, soins consécutifs, guérison. Réunion par première intention au dixième jour.
Rien à noter dans les phénomènes consécutifs. Dès le troisième
jour l'animal mangeait.

Le 8 octobre. — Nous constatons un amaigrissement assez notable de l'animal, qui cependant mange parfaitement et ne semble en
aucune façon souffrir.

Nouvelle laparotomie dans la même cicatrice. Adhérences de tous
côtés, il faut aller décortiquer peu à peu l'organe au milieu des
anses intestinales, il est encore volumineux et présente une forme
tout à fait irrégulière ; la capsule dense,épaisse, fibreuse, est méconnaissable, elle adhère au rein qu'il est impossible de mobiliser.
Incision de la capsule, impossibilité de la relever, à travers cette
ouverture incision d'un gramme et demi de parenchyme rénal,
hémorragie abondante, je cherche à suturer la capsule comme
précédemment, je ne puis y parvenir à cause de sa friabilité, je suis
obligé de faire trois sutures au catgut en plein tissu rénal. L'animal
supporte assez bien l'opération, les deux premiers jours il est
déprimé, puis il commence à prendre du lait et à manger un peu le
cinquième jour, il paraît même assez bien pour être remis dans la
cour commune. *Le 15 octobre* nous le trouvons mort.

Autopsie. — Pas de péritonite, ni d'hémorragie, poumons sains,
cœur à ventricule gauche hypertrophié considérablement. Le rein
est adhérent de tous côtés à l'intestin, au péritoine, à l'aorte. A la

coupe, on voit la substance corticale beaucoup plus volumineuse que normalement, malheureusement je n'ai pas pris les dimensions de cette substance sur le rein primitivement enlevé. Son poids est de huit grammes. La capsule fibreuse, très épaisse au niveau des cicatrices, pèse deux grammes, la substance sécrétante est donc de six grammes.

Du côté opposé, l'uretère, la vessie et l'artère rénale sont réunis par un tissu fibreux formant un noyau irrégulier, dur, allongé dans le sens vertical.

La vessie contient vingt grammes d'urine claire, *sans albumine.*

Voici donc un chien pesant cinq kilogrammes, qui a perdu en poids trente-cinq grammes et demi de rein sur les trente-six grammes qu'il possédait, et qui a pu malgré cela refaire huit grammes de rein. C'est-à-dire vivre avec 1 gramme 20 de substance rénale par kilogramme de son poids.

EXPÉRIENCE IV *bis. — Néphrectomies successives. — Suppression totale du poids des deux reins.*

20 décembre 1888. — Chienne noire de 7 kilogr. Anesthésie par le chloroforme. Laparotomie médiane. Néphrectomie droite transpéritonéale. Ligature du pédicule en trois faisceaux au catgut. Suture de la paroi abdominale au moyen de sept points de suture de soie phéniquée. Poids du rein enlevé, 20 grammes.

Le 4 janvier 1889. — Anesthésie au chloroforme. Laparotomie latérale gauche. Résection sous-capsulaire du tiers inférieur du rein, 7 grammes. Réunion de la capsule au catgut, pas d'hémorragies. Suture de la plaie en deux étages, les muscles sont réunis avec le catgut, la peau avec le crin.

Le 15 janvier. — Anesthésie, nouvelle laparotomie passant par la même voie. Adhérences nombreuses qui sont décollées. Découverte et décortication du rein. Résection du tiers supérieur, 9 grammes de parenchyme. Suture de la capsule propre au catgut. La plaie abdominale est réunie au crin de Florence. Collodion et iodoforme.

Le 22 janvier. — Nouvelle opération. Résection sur le bord convexe de 4 grammes 25 centigr. de parenchyme rénal. La plaie est suturée. L'animal reste parfaitement portant.

Voici les chiffres d'urine et d'urée :

Avant l'opération, 19 déc., 350 gr. avec 9 gr. 39 d'urée par litre.
Le jour de l'opération, anurie. — Le lendemain, pas d'excrétion urinaire.

22 décemb.	178 gr. avec	27 gr. 721	d'urée par lit.
23	310	11	709
24	190	15	602
25	210	17	
26	l'urine n'a pas été analysée.		
27	250 gr. avec	14 gr.	
28	300	12	
29	360	10	408
30	400	9	217
31	480	7	77
1er janv.	460	8	7

Le 4 janvier, néphrectomie partielle, l'urine est perdue pendant l'opération. Les 5 et 6, pas d'urine rendue.

Le 7 janvier,	450 c.c. avec	4,5	par litre.
8	380	8,4	
9	380	8,4	
10	75	6,5	
11	90	6,1	
12	330	9,247	
13	340	9,3	

Le 15 janvier, nouvelle néphrectomie de 9 grammes, pas d'urine.

Le 16 janvier,	250 c.c. avec	6,505	par litre.
17	320	12,010	
18	340	14,090	
19	370	6,505	
20	430	7,806	
Le 22	nouvelle néphrect. de 4 gr. de rein.		

Le chien a succombé ultérieurement; il lui restait 13 gr. de rein, soit 1,60 par kilog. de son poids.

EXPÉRIENCE IV *ter*. — *Néphrectomies successives*. — *Mort quand le rein représente 1,40 par kilog. de l'animal.*

Chien de berger, pesant 27,500. Anesthésie. Néphrectomie transpéritonéale du côté droit.

Le 2 décembre. — Le rein enlevé pèse 61 grammes.

Le 26 décembre. — Néphrectomie partielle sous-capsulaire de 7 grammes. Ligature d'un moignon volumineux dont le poids est inconnu.

Le 17 janvier. — Néphrectomie partielle sous-capsulaire de 20 grammes du rein.

Le 26, l'animal succombe sans cause connue. — Le moignon restant pèse 40 gram., soit 1 gr. 40 par kilog. de l'animal.

EXPÉRIENCE V. — *Néphrectomie totale. — Deux néphrectomies partielles. — Mort d'éventration au quinzième jour après la dernière néphrectomie. — Suppression totale du poids des deux reins. — Hypertrophie complète.*

Chienne noire pesant 16 kilogrammes.

11 *janvier* 1888.— Anesthésie avec l'atropomorphine et le chloroforme. Incision sur la ligne blanche ne dépassant pas l'ombilic. Décortication du rein gauche. Ligature en masse du pédicule à la soie tressée, pas d'hémorragie (c'est le seul cas de ligature en masse qui ne nous ait pas donné d'hémorragie). Suture à triple étage. Pansement avec iodoforme et collodion. — Réunion par première intention. Le rein enlevé, plein de sang, pèse 58 grammes. Les suites opératoires ont lieu sans le moindre accident.

7 *mars*. — Laparotomie, quelques adhérences épiploïques. Le rein droit est dénudé de son péritoine, et amené dans la plaie. Résection au bistouri du tiers inférieur de ce rein, hémorragie abondante par la section. Ligature en chaîne au catgut au-dessous de la section, à environ 1 centimètre 1/2. La ligature est peu serrée, l'hémostase est parfaite. Suture *en un seul étage* de la paroi au crin de Florence. Pansement iodoformé.

Le fragment enlevé pèse 11 grammes, et nous savons par expérience que le poids du segment compris entre la section et la ligature est de 10 grammes après rétraction. Nous avons donc supprimé à cet animal 21 grammes de rein en nous tenant très au-dessous de la vérité.

Les jours suivants l'animal est abattu, mais il se remet rapidement.

20 avril. — C'est-à-dire six semaines après la deuxième néphrectomie. Chloroforme, nouvelle laparotomie médiane. Le rein est adhérent de tous côtés à l'épiploon, dissection lente et ligature de tous les vaisseaux. Impossibilité de séparer l'épiploon de la partie inférieure du rein. L'extrémité supérieure est amenée dans la plaie. Résection au bistouri de cette extrémité supérieure et ligature en chaine à 1 centimètre au-dessous de la plaie. Suture de la paroi au crin de Florence. Iodoforme. Le fragment enlevé pèse 15 grammes.

Le lendemain anurie, les jours suivants l'animal reste couché, refuse toute nourriture; ce n'est qu'au quatrième jour qu'il commence à manger. Le quinzième jour il semblait tout à fait remis, quand il se fit une éventration complète sur la ligne médiane. Mort.

Autopsie. Péritonite. Le moignon du rein a la forme globuleuse. A son extrémité inférieure se trouve une cicatrice froncée, fibreuse, très dure, adhérente partout à l'épiploon, dont il est impossible de la séparer. Au milieu de la cicatrice on voit le fil de soie intact, à sa partie supérieure, mêmes adhérences mais beaucoup plus molles. Le fragment de rein compris entre la section et la ligature est englobé dans l'épiploon très atrophié, si bien que la ligature fait bague à ce niveau.

Ce moignon restant pèse 60 grammes plein de sang.

Voici donc un animal qui avait 116 grammes de parenchyme rénal et sur lequel nous avons pu supprimer directement 84 et indirectement 124 grammes de rein sans le voir succomber. (Voyez Exp. II.) La régénération a marché dans ce cas avec une rapidité remarquable, et une intensité insolite, puisque le moignon restant pesait encore 60 grammes.

EXPÉRIENCE VI. — *Néphrectomies partielles, puis néphrectomies totales. — Ligature en masse du pédicule. — Hémorragie. — Mort.*

Le 20 février 1888. — J'endors à l'atropomorphine et au chloroforme un chien de 18 kilos (griffon noir). Je pratique l'incision abdominale en dehors des muscles grand droit, j'ouvre le péritoine, la séreuse est déchirée, le rein est amené au dehors, je sectionne au thermocautère le tiers inférieur du rein, hémorragie abondante partant de la région sus-pyramidale. Cautérisations successives de cette région au rouge sombre, impossibilité de faire l'hémostase. Après vingt minutes de tentatives, je perfore le rein, d'un centimètre au-dessous de la section, avec une aiguille munie d'un double catgut numéro 3, puis je fais une ligature en chaîne de mes deux fils l'un du côté et au ras du pédicule, l'autre sur le bord convexe. Je serre peu les fils, de façon à ne pas déchirer la capsule. Aussitôt que l'hémostase est parfaite, je cesse la striction.

Suture à un seul étage et pansement iodoformé.

Le fragment enlevé pèse 6 grammes.

Guérison. Réunion par première intention.

Le 19 mars. — Je fais une nouvelle laparotomie pour enlever le rein entier. Dissection laborieuse des adhérences du rein. Ligature en masse du pédicule. Section du pédicule entre deux ligatures ; tout semble parfait, mais à peine le pédicule est-il abandonné dans le ventre qu'un flot de sang s'échappe. Je plonge alors les doigts sur l'aorte et la veine cave que je comprime ; après quelques instants, l'hémostase est parfaite, on débarrasse la place des caillots, et enlevant lentement mes doigts je puis appliquer de longues pinces courbes sur le pédicule et arrêter l'écoulement sanguin. Je place des ligatures à la soie.

L'animal a perdu beaucoup de sang.

Injections sous-cutanées d'éther.

Affaiblissement progressif. Mort le 28 mars.

Autopsie. — Pas de péritonite. Le poids du rein du côté opposé n'a pas été pris.

Expérience VII. — *Néphrectomie gauche.* — *Seize jours après, l'hypertrophie du rein droit atteignait douze grammes.*

Chien marron de 14 kilos.

Le 3 novembre 1888. — Anesthésie à l'atropomorphine. Incision de Langenbuch, du côté gauche. Décortication facile du rein gauche. Double ligature en chaîne du pédicule avec de fortes soies phéniquées. Ablation du rein. Le pédicule est réduit dans l'abdomen, mais à ce moment il se produit une hémorragie très abondante, le pédicule est facilement ressaisi, amené à l'extérieur, et l'on constate que les ligatures n'ont pas cédé. L'incision abdominale est agrandie, et en épongeant avec soin on découvre l'origine de cette hémorragie qui venait d'une artère rénale accessoire qui avait échappé à la ligature. Cette artère pincée, l'hémorragie s'arrêta.

On fit une toilette très soignée du péritoine, la suture et le pansement ordinaire.

Le rein enlevé, débarrassé de la graisse avoisinant le hile, fendu longitudinalement, et vidé de sang, pesait 48 grammes.

L'animal, qui avait perdu une assez grande quantité de sang, se remit un peu plus difficilement de l'opération. Cependant huit jours après, quoique passablement amaigri, il mangeait bien.

Le 21 novembre. — Seize jours pleins après néphrectomie, l'animal fut sacrifié.

Le rein droit volumineux fut enlevé, traité par les mêmes procédés que le rein néphrectomisé, et pesé; son poids était de 60 grammes. — Soit 12 grammes de plus que le rein gauche enlevé seize jours auparavant.

EXPÉRIENCE VIII. — *Néphrectomie gauche. — Néphrectomie partielle droite.*

Chien de chasse blanc, très vigoureux, pesant 19 k. 400.

Le 21 novembre 1888. — Anesthésie à l'atropomorphine. Laparotomie sur la ligne blanche. Décortication du rein gauche. Ligature en masse du pédicule avec une forte soie phéniquée. Ablation du rein. Toilette du péritoine. Suture de la plaie abdominale par trois plans de suture. Pansement à la poudre d'iodoforme et au collodion iodoformé. Guérison.

Le rein enlevé pèse 55 grammes.

Le 5 décembre. — Nouvelle laparotomie pour prendre l'empreinte antiseptique du rein droit.

Le 14 décembre. — Nouvelle laparotomie. On prend l'empreinte antiseptique du même rein, il n'a pas sensiblement augmenté de volume.

22 décembre. — Nouvelle laparotomie, pas d'augmentation de volume. Résection du tiers inférieur de l'organe. Mort le surlendemain.

EXPÉRIENCE IX. — *Néphrectomies partielles des deux extrémités du rein. — Néphrectomie totale du rein du côté opposé. — Mort d'éventration.*

Chien jaune de 12 kilogr. Anesthésie à l'atropomorphine et au chloroforme, le 30 avril. Laparotomie latérale. Excision au bistouri des deux extrémités du rein gauche, le quart supérieur et le quart inférieur sont ainsi enlevés, ligature en chaîne au catgut à un centimètre au-dessous de la section. Les deux fragments enlevés pèsent 27 grammes. Suture à double étage, catgut et crin de Florence. Iodoforme et collodion. Guérison.

25 *mai*. — Anesthésie. Nouvelle laparotomie à droite. Extirpation du rein droit, ligature séparée des vaisseaux et de l'uretère, pas d'hémorragie. Suture simple de la paroi abdominale, pansement habituel. Le rein enlevé pèse 50 grammes.

Le chien supporte parfaitement cette opération, malheureusement la plaie a suppuré et au quinzième jour il s'est fait une éventration. Mort.

Ce chien, à qui j'ai supprimé 77 grammes de rein, vivait avec une quantité de parenchyme que je ne puis évaluer mathématiquement.

EXPÉRIENCE X. — *Néphrectomie partielle de l'extrémité supérieure du rein gauche. On constate que ce fragment est atteint de néphrite parenchymateuse. — Mort au troisième jour. — Néphrite épithéliale généralisée.*

Le 4 juin 1888. — Chien noir de 4 kilog. Anesthésie par l'atropomorphine et le chloroforme. Laparotomie médiane. Résection de 8 grammes de l'extrémité supérieure du rein gauche. Hémostase. Ligature séparée des différentes artères de la surface de la plaie, par catgut.

Le rein est volumineux, grisâtre, mou au toucher. Le fragment enlevé présente à la coupe l'aspect du gros rein blanc, sa substance corticale est un peu plus grisâtre.

L'examen histologique, pratiqué par M. Toupet, montre les lésions typiques d'une néphrite épithéliale diffuse généralisée.

Urines albumineuses. L'animal reste abattu après l'opération ; au deuxième jour il meurt sans accidents convulsifs, sa vessie contient quelques grammes d'urine albumineuse.

Le troisième jour. Mort.

Les deux reins présentent les altérations de la néphrite parenchymateuse généralisée. (Examen à l'œil nu, et examen microscopique.)

II. — **NÉPHRORRAPHIES**

Expérience XI. — *Néphrorraphie par changement d'étage, ou mieux néphroplastie. — Incision lombaire. — Décortication de la capsule graisseuse. — Le rein gauche est placé derrière l'aponévrose du transverse, entre elle et le muscle carré lombaire. — Deux mois après, néphrectomie du côté opposé. — Quatre mois après, l'animal est sacrifié.*

30 avril 1888. — Gros chien terre-neuve de 20 kilog. Anesthésie à l'atropomorphine et au chloroforme. Antisepsie de la région lombaire gauche. Je pratique une incision semblable à celle que nous faisons pour la néphrectomie lombaire chez l'homme. Incision verticale à trois travers de doigt en dehors des apophyses épineuses, empiétant sur le thorax et sur l'os iliaque. Peau, tissu cellulaire et grand dorsal. Aponévrose de la masse commune. Je trouve alors la masse sacrolombaire, je passe à son bord externe, où je coupe directement muscles et aponévroses jusqu'à ce que je tombe sur la graisse périrénale; alors recherche du rein qui est flottant chez le chien et caché derrière les côtes. Je le dénude : rapidement à sa face postérieure, lentement et avec les plus grandes précautions en avant, à cause du péritoine qui lui adhère légèrement et n'en est pas séparé par une couche graisseuse notable; l'organe est libéré. Je décolle l'aponévrose et les fibres charnus du transverse qui lui adhèrent, et je le sépare du muscle sous-jacent, je creuse ainsi une loge dans laquelle j'introduis le rein, son bord convexe en dehors et son bord concave en dedans. Je m'assure qu'il n'y a pas de tiraillement de son pédicule. Je suture au-devant de lui les deux lèvres de l'aponévrose du transverse sectionné (par cinq points au catgut), laissant un large orifice pour le passage du pédicule. Le rein étant ainsi enfermé et ne pouvant fuir vers l'abdomen, je suture au-dessus de lui les plans musculaires au catgut, et la peau avec du crin de Florence. L'opération terminée, on sent le rein à la partie profonde de la paroi, il ne fait qu'une légère saillie inappréciable dans le flanc. Pansement à la poudre d'iodoforme et au collodion. L'opération a duré trois quarts d'heure.

Le lendemain, l'animal est laissé à la diète, les jours suivants on l'alimente peu' à peu avec du lait, puis de la soupe ordinaire. Dès le troisième jour il semble complètement remis de son opération, et il est placé dans la cour commune. La plaie est pansée chaque jour.

Le 7 mai, la réunion est parfaite, on enlève tous les fils de crin.

Le 4 juillet. — Soixante-cinq jours après cette opération, je pratique la néphrectomie transpéritonéale du côté droit par le procédé que j'ai décrit dans mon premier chapitre. Les suites immédiates sont aussi simples que possible.

Le 15 juillet. — J'enlève les fils de crin de la plaie. L'animal est en parfaite santé.

Il continue à accomplir normalement toutes ses fonctions avec son rein unique.

Le 10 septembre. — L'animal est sacrifié par la piqûre du bulbe, et l'autopsie est faite séance tenante ; les plaies lombaire et abdominale sont parfaitement cicatrisées, il n'y a aucune tendance à l'éventration de côté. La cavité peritonéale est indemne, et les traces de la néphrectomie sont représentées par une masse fibreuse à laquelle adhère en bas l'uretère, fortement rétracté du côté de la vessie, et en haut le pédicule vasculaire.

Du côté *gauche*, le péritoine est intact ; quand on le dissèque, on trouve au-dessous de lui l'aponévrose et les fibres postérieures du muscle transverse continues, formant un rempart solide et qu'il est impossible de déprimer, et ne laissant qu'une large trouée comblée par du tissu graisseux, et les vaisseaux du rein qui y sont à l'aise ; en ouvrant la région lombaire, on coupe successivement le grand et le petit oblique et on trouve entre ce dernier et le transverse, le rein très hypertrophié, mais pourvu de sa capsule propre et peu adhérent aux muscles qui l'entourent, on le décolle facilement avec le doigt. A la coupe, le parenchyme semble absolument normal. Le bassinet, l'uretère sont perméables dans toute leur étendue et ne présentent aucune trace de constriction. En pratiquant le cathétérisme de ces canaux, on ne trouve pas trace de rétrécissement à leur passage dans l'aponévrose. Les vaisseaux sont également indemnes, et

la graisse épaisse et diffluente qui double leur orifice assure leur
fonctionnement parfait sans tiraillement ni étranglement (1).

EXPÉRIENCE XII. — *Néphrorraphie gauche. — Dénudation du
tissu rénal par résection de la capsule propre ; fixation du rein.
— Autopsie deux mois après l'opération. — Le rein est fixé dans
toute l'étendue de la portion dénudée.*

12 *septembre* 1888. — Chien de 4 kilogrammes. Anesthésie par
l'atropomorphine et le chloroforme, antisepsie habituelle, incision
lombaire sur le bord externe de la masse sacrolombaire gauche, depuis
la 11e côte jusqu'à un travers de doigt au-dessous de la crête iliaque.
Incision de l'aponévrose commune, on trouve le carré lombaire qui
est recliné en dedans, incision de l'aponévrose profonde, la graisse
jaune et fluide sous-péritonéale fait hernie dans la plaie, l'index sent
le rein profondément placé dans la portion thoracique de l'abdomen, au-dessus de la 12e côte. J'essaye de dissocier l'atmosphère
graisseuse, le rein étant mobile, je le fais fixer par une main appliquée sur l'abdomen, et je cherche à dissocier la masse graisseuse ;
c'est un temps long, parce que la graisse fuit sous le doigt ; pénible,
parce que l'organe est profond et que je n'ai pas de prise sur cette
masse fluide, dangereuse, car la moindre échappée pourrait défoncer
le péritoine ; je finis par isoler la queue du rein et je l'amène dans
la plaie, je constate l'absence de péritoine à ce niveau, et je la
fixe avec une aiguille mousse munie d'un fil de catgut no 3. Je puis
ainsi maintenir l'organe et le mettre à découvert, je passe alors un
autre fil à l'extrémité supérieure. Sa capsule propre mise à nu, je
l'incise dans toute l'étendue du bord convexe et je dénude de sa
capsule la face postérieure de l'organe sur une largeur d'un centimètre, et je résèque la membrane capsulaire dans cette étendue, il
se fait à ce moment un suintement sanguin assez abondant, la compression maintenue pendant quelques minutes l'arrête ; je suture alors
le fil passé dans la tête du rein, au périoste de la face externe de la
12e côte, et le fil de l'extrémité inférieure dans la plaie du carré lombaire. La plaie rénale est mise au contact de la plaie musculaire,
et elle y est maintenue ; suture en étage des muscles au catgut,
de la peau au crin de Florence. Pansement : iodoforme et collodion.

Le 15 *novembre* 1888. — Je sacrifie le chien. L'abdomen ouvert,

(1) Pièce montrée à la *Soc. Anat.*, déc. 1888. (Fig. 6.)

je vois le rein gauche recouvert par son péritoine normal, la glande est appliquée sur la face postérieure de l'abdomen par son bord convexe, elle adhère fortement et il est impossible de l'en séparer; partout ailleurs la glande est libre. Le péritoine et le tissu cellulaire enlevés, je trouve le pédicule du rein normal, sa face antérieure, son bord interne, son bord convexe sont libres, sa face postérieure adhère intimement à une masse fibreuse profonde. Cette adhérence est intime, et en essayant de la disséquer, j'entre dans le parenchyme du rein. Elle s'étend sur toute la hauteur de la face postérieure du rein et présente une épaisseur d'un centimètre. La masse fibreuse profonde à laquelle elle adhère, n'est autre que la cicatrice des muscles carré, lombaire et des aponévroses sous-jacentes. A l'extrémité supérieure et à l'extrémité inférieure du rein, la trace des points de catgut est représentée par de minces tractus cellulaires sans importance (1).

EXPÉRIENCE XIII. — *Néphrorraphie.* — *Dénudation de la capsule dans le tiers inférieur de l'organe.* — *Fixation du rein.* — *Adhérences intimes du parenchyme rénal dans toute l'étendue de la dénudation.* — *Partout ailleurs le rein est libre.*

Le 10 décembre 1888. — Anesthésie au chloroforme et à l'atropomorphine. Incision lombaire. Découverte facile du rein; aussitôt arrivé sur l'aponévrose du transverse, j'incise cette aponévrose en dédolant et sur un point aussi rapproché que possible de la colonne vertébrale; le rein mis à nu est décortiqué de sa capsule graisseuse et amené dans la plaie. Cela fait, je passe un gros fil de catgut à travers son parenchyme et je le maintiens ainsi facilement, je décortique alors toute l'extrémité inférieure de sa capsule propre, et au moyen du fil passé dans son parenchyme, je fixe cette extrémité dénudée dans la plaie lombaire.

Le 27 décembre je sacrifie l'animal pour en présenter les pièces à la Société anatomique. Le rein, dont toute la surface a été séparée de sa couche graisseuse, ne présente aucune adhérence, sauf au niveau de la portion dénudée où se trouve une bande fibreuse inextensible, formant un ligament épais et solide. Le parenchyme est normal.

(1) Pièce montrée à la *Soc. Anat.* Déc. 1888.

Expérience XIV. — *Néphrorraphie.— Dénudation de la capsule en deux points. — Fixation du rein. — Adhérences du rein aux deux points de la capsule dénudée.*

18 *septembre* 1888. — Petit chien de 4 kilogrammes. Anesthésie par le chloroforme et l'atropomorphine. Incision lombaire sur le bord externe de la masse commune. En disséquant le feuillet profond du transverse, mon bistouri dirigé directement en avant, au lieu de gagner la partie postérieure, ouvre le péritoine dans l'étendue de deux centimètres. Suture immédiate. Dénudation de la capsule graisseuse du rein, la capsule propre est mise à nu, je taille sur sa face postérieure deux carrés, l'un à la partie supérieure, l'autre à la partie inférieure, ces carrés ont environ un centimètre de côté; cela fait, je suture les deux extrémités du rein au contact de la plaie.

15 *octobre*. — L'animal est sacrifié. On trouve la surface du rein libre dans toute son étendue, sauf au niveau des deux points qui ont été dénudés, à ce niveau existent deux ligaments qui vont de la cicatrice lombaire sur le parenchyme du rein, ces deux ligaments ont environ un centimètre de large, ils sont solides et résistants, inextensibles, ils sont d'un blanc nacré. Le parenchyme est partout normal. (Fig. 7.)

Expérience XV. — *Néphrorraphie.—Dénudation de la capsule.— Pas de fixation du rein. — Autopsie. — Le rein n'est pas adhérent.*

Chienne blanche de 7 kilogr.

17 *octobre*. — Anesthésie par le chloroforme et l'atropomorphine.

Incision lombaire classique. J'aborde le rein facilement, en me dirigeant vers la colonne vertébrale ; aussitôt que j'ai vu l'aponévrose profonde des transverses, je fais refouler l'organe sur la paroi lombaire, ainsi maintenue fixe ; il me donne point un d'appui pour le dénuder de sa couche graisseuse. Je trouve alors la capsule propre que j'isole soigneusement du péritoine. Je laisse la capsule fibreuse sur une étendue de 4 centimètres carrés au niveau de la face postérieure de l'organe, légère hémorragie qui s'arrête facilement. Je laisse le rein dans cet état sans le fixer.

Le chien est sacrifié douze jours après. La capsule s'est reformée et il n'y a comme adhérents que de minces tractus celluleux. (Fig 8.)

III. — NÉPHROTOMIES — CORPS ÉTRANGERS

Expérience XVI. — *Suture du rein gauche*

Chien blanc marqué de taches feu, pesant 18 kilogr.

16 *mars* 1888. — Anesthésie par l'atropomorphine. Laparotomie, le rein est amené à l'extérieur, le pédicule comprimé par les doigts d'un aide. Ouverture longitudinale du rein, jusqu'au bassinet, dans lequel on introduit un petit gravier antiseptisé par l'étuve à 120°.

Hémorragie abondante de la plaie rénale, que l'on arrête par la compression de l'artère rénale au moyen de deux doigts placés sous le pédicule. On passe alors dans la substance du rein quatre points de suture au catgut n° 3 que l'on serre modérément. Comme la ligne de suture continue à saigner légèrement, on ajoute quatre autres points intermédiaires superficiels au catgut plus fin (n° 2). L'hémostase est parfaite, on réintègre le rein dans la loge. Pansement : collodion et iodoforme.

27 *mars* 1888. — Le chien est tué par la piqûre du bulbe.

Autopsie. — Rein droit normal. Rein gauche accolé à la grosse tubérosité de l'estomac entourée par l'épiploon qui lui adhère fortement. Sur une coupe transversale du rein, on constate que la réunion est parfaite. Il ne reste plus trace des fils de catgut. La ligne de suture est petite et paraît formée de tissu fibreux densé. L'uretère est perméable. Le gravier est resté dans le même état et n'a provoqué aucune suppuration.

Expérience XVII. — *Suture du rein gauche.*

Chien terrier de 12 kilog.

5 *mai* 1888. — Anesthésie par l'atropomorphine et le chloroforme. Incision de Langenbuch du côté gauche. Compression du pédicule vasculaire du rein avec les doigts. Incision longitudinale du rein gauche jusqu'au bassinet. L'incision est suturée par cinq points au catgut n° 2 et deux superficiels au n° 0. Pas d'hémorragie. Suture de la paroi abdominale et pansement.

11 *mai* 1888. — Anesthésie. Réouverture de l'incision abdominale. Extirpation du rein qui a déjà fortement adhéré à l'épiploon et à la fosse lombaire, ce qui nécessite l'application de nombreuses pinces T. La plaie est suturée à nouveau. Pansement, le rein enlevé est complètement réuni, les fils de catgut ont presque complètement disparu, sauf au centre de l'organe où ils sont représentés par un moignon blanc jaunâtre. L'uretère est perméable.

EXPÉRIENCE XVIII. — *Suture du rein après introduction de corps étranger.*

Chien terre-neuve de 20 kilog.

Le 25 mai 1888. — Anesthésie avec l'atropomorphine. Incision longitudinale du rein sur son bord convexe. Ouverture du bassinet dans lequel on introduit un fragment de spath fluor. Compression du pédicule. Suture du rein par onze points de catgut, dont cinq profonds. Hémostase parfaite. Réduction et toilette du péritoine. Guérison.

4 juillet 1888. — Néphrectomie droite. Nombreuses adhérences épiploïques et intestinales. Le pédicule est lié en masse. Ce rein enlevé est parfaitement cicatrisé. On voit une ligne blanche représentant la trace de l'incision, mais son volume est sensiblement réduit. Le fragment de spath est absolument indemne de toute espèce de concrétion.

(Présenté à la *Société anatomique.*)

EXPÉRIENCE XIX. — *Suture du rein droit après introduction de corps étranger et ligature de l'uretère du même côté.*

Chienne noire de 12 kilog.

11 *juillet* 1888. — Anesthésie avec l'atropomorphine. Incision de Langenbuch du côté droit. Section longitudinale du rein droit jusqu'au bassinet, on y introduit un fragment de spath fluor stérilisé. Suture du rein (six points au catgut), deux points superficiels. Ligature double et section de l'uretère droit entre les deux ligatures. Suture de la paroi abdominale. Pansement.

8 *août* 1888. — Anesthésie avec l'atropomorphine. Nouvelle incision latérale droite. Le rein est tellement adhérent à l'intestin, au pancréas et au foie que la néphrectomie est impossible. On sacrifie l'animal (piqûre de bulbe) afin de pouvoir disséquer la pièce.

Le rein est volumineux, *adhérent entièrement à la veine cave,* il pèse 115 gr.; et en l'incisant, on voit qu'il est formé par une poche fluctuante formée par la distension des calices et du bassinet. Les

parois sont légèrement villeuses. La substance propre du rein est notablement atrophiée. La trace des points de suture est représentée par
des points jaunâtres. La capsule du rein est épaissie, mais partout
continue. Le liquide contenu dans le bassinet est trouble, mais pas
franchement purulent. Le fragment de spath est absolument indemne
de toute concrétion phosphatique.

EXPÉRIENCE XX. — *Suture du rein droit.*

Chien terre-neuve, 20 kilog.

25 *mai* 1888. — Anesthésie avec l'atropomorphine. Incision longitudinale du rein droit jusqu'au bassinet. On introduit dans ce dernier un fragment de spath fluor stérilisé. Compression du pédicule.
Suture au catgut n° 4, onze points de suture, dont quatre profonds et
cinq superficiels. Suture de la paroi. Pansement collodion. La plaie
réunie par première intention.

4 *juillet* 1888. — Néphrectomie gauche. Adhérences épiploïques et
intestinales que l'on réussit à décoller, ligature du pédicule en
masse. Le rein enlevé est parfaitement cicatrisé, mais son volume
est notablement diminué. On retrouve intact dans le bassinet le
fragment de spath fluor. L'analyse chimique faite par M. Artus,
préparateur au laboratoire, n'a fait constater la présence d'aucune
trace de phosphates au niveau du spath fluor. L'uretère est perméable. (Présenté à la *Soc. anatomique.*)

EXPÉRIENCE XXI. — *Suture du rein gauche.*

Chien jaune de 18 kilog.

8 *mai* 1888. — Anesthésie avec l'atropomorphine. Incision de
Langenbuch du côté gauche. Rate très volumineuse que l'on est obligé
de repousser pour arriver sur le rein. Compression du pédicule du
rein. Section longitudinale jusqu'au bassinet, dans lequel on introduit
un fragment de spath fluor stérilisé. Onze points de suture profonds
au catgut, deux superficiels. Suture de la paroi. Pansement.

11 *mai* 1888. — Anesthésie. Extirpation du rein gauche qui est
peu adhérent aux organes voisins, l'opération est facile. Le rein
est entouré de tissus adipeux adhérant à sa capsule, les catguts sont
encore très nettement visibles, mais la réunion est déjà faite, car
on ne peut décoller les lèvres de l'incision du rein. (Présenté à la
Soc. anatomique.)

IV. — CONTUSIONS

Expérience XXII. — *Contusion du rein gauche. — Rupture du péritoine. — Épanchement sanguin intrapéritonéal. — Mort. — Ecchymoses et hématomes du rein. — Liquide roussâtre remplissant le péritoine.*

Le 2 juillet 1888. — Chien pesant 10 kilog. Anesthésie par l'atropomorphine et le chloroforme. Laparotomie médiane. Je place sur la face antérieure du rein gauche une tige de bois arrondie et mesurant environ 6 centimètres de diamètre. Le rein est ainsi collé sur la face latérale des vertèbres. Je frappe alors un fort coup de maillet sur cette tige de bois. J'examine le rein que je trouve fendu à la région antérieure, le péritoine est rompu dans l'étendue de 2 centimètres et du sang suinte dans sa cavité. L'abdomen est refermé. Le lendemain l'animal est très abattu, il ne prend ni boisson ni alimentation.

Le surlendemain, il reste replié sur lui-même. L'abdomen est très distendu, la respiration très fréquente.

Le 5 juillet. — Mort, avec tous les signes d'une péritonite.

A l'autopsie, je trouve un épanchement intrapéritonéal considérable, un liquide roussâtre sans caillot et sans urine remplit toute la cavité. La vessie est vide. Le rein droit est congestionné. Le rein gauche se décortique difficilement, il est largement déchiré en avant et en arrière. Des fragments du rein au niveau du foyer contus sont mis dans l'alcool absolu pour servir à l'examen micrographique.

Expérience XXIII. — *Contusion du rein gauche par un coup de maillet, rupture légère du péritoine. — Hémorragie intrapéritonéale très considérable. — Mort. — Déchirure transversale du rein.*

Le 29 mars 1888. — Chien de berger, pesant 25 kilog. Anesthésie par le chloroforme. Laparotomie. Mise à nu de la région rénale recouverte de péritoine. Application directe sur le rein d'un fragment de bois lisse. Coup de maillet sur le fragment de bois. Un peu de sang s'écoule dans le péritoine, et je vois une fissure péritonéale ayant environ 1 centimètre et par laquelle suinte du sang. Je fais la toilette du péritoine et je laisse cette fissure telle qu'elle est. La cavité péritonéale est refermée par la suture à triple étage.

Le lendemain, le chien est couché, très déprimé, il ne prend ni boisson ni alimentation. La plaie abdominale laisse suinter un liquide sanguinolent.

Le 31 *mars* l'animal est absolument exsangue, la respiration est extrêmement fréquente, il ne réagit pas quand on l'excite. Je le sacrifie, le soir même, pour pouvoir examiner de suite les viscères. Piqûre du bulbe; autopsie. Je trouve la cavité péritonéale remplie de sang liquide. La fissure péritonéale mesure 2 centimètres de long. Le rein présente à son niveau une déchirure transversale partant du hile de l'organe et pénétrant à 1 centimètre de profondeur. Les bords de la plaie sont écartés, remplis par un caillot. Je dissèque les gros vaisseaux du rein sans trouver aucun d'eux s'ouvrant dans la plaie. Le bassinet est intact. Chacun des reins pèse 45 grammes. La vessie contient une urine un peu foncée, il n'y a pas de caillots, et l'urine est si peu teintée qu'il nous est impossible de savoir si elle contient du sang.

M. Toupet a bien voulu en pratiquer l'examen microscopique et a trouvé des globules rouges en petite quantité.

Le rein présente trois foyers de contusions, larges plaques noires sous la capsule, elles sont constituées par un caillot. A la jonction de la substance corticale et médullaire, foyers sanguins du volume d'un gros pois.

EXPÉRIENCE XXIV. — *Contusion du rein.* — *Néphrectomie 48 heures après.*

27 *juin* 1888. — Chien de chasse blanc pesant 18 kilos. Anesthésie à l'atropomorphine et au chloroforme. Laparotomie sur la ligne blanche. Contusion du rein serré entre les doigts et le pouce. Pas de rupture de la capsule. Pas d'hémorragie dans le péritoine. Sensation de mollesse du rein au point contus. Cris et mouvements de l'animal au moment où on serre le rein.

Suture à triple étage. Pansements. Le lendemain pas d'hématurie,

29 *juin*. — Deux jours après, néphrectomie du rein contus. Adhérences de ce rein aux parties voisines, adhérences telles qu'elles empêchent de décortiquer l'organe, et que je dois faire une extirpation sous-capsulaire. Nappe sanguine représentée par une lame noire de sang coagulé entre la capsule et le rein dans le parenchyme. Au niveau de la région de la voûte vasculaire et près de la face antérieure, un caillot sanguin du volume d'un pois, limité par un parenchyme dissocié, déchiré. Pas trace d'urine à ce niveau. Ecchymoses multiples punctiformes dans la substance corticale ; rien dans la substance médullaire.

Le foyer traumatique est mis dans l'alcool absolu.

Expérience XXV. — *Contusion du rein gauche par écrasement entre les doigts. — Mort trois jours après avec des symptômes d'urémie. — Néphrite parenchymateuse.*

Le 29 juin 1888. — Petit chien de 4 kilos. Anesthésie à l'atropomorphine. Laparotomie sur la ligne blanche. Contusion du rein droit par écrasement avec les pouces sur la colonne vertébrale. Cris et mouvements désordonnés de l'animal à ce moment. Rupture de la capsule à sa face postérieure. Légère hémorragie se faisant par cette voie. Fermeture de l'abdomen par un seul plan de suture. Pansement.

Le lendemain et le surlendemain l'animal est abattu, il ne mange pas. Le troisième jour il est pris de phénomènes convulsifs généraralisés. Voyant alors qu'il ne rend que peu d'urine, nous le sondons et nous trouvons dans la vessie quelques grammes d'une urine fortement albumineuse.

Le 2 juillet. — Mort. Ouverture de l'abdomen. Pas de péritonite autour du rein. Le rein contus est de couleur gris blanchâtre dans toute son étendue, il est volumineux et flasque. Son congénère présente exactement la même altération, l'aspect de ces reins nous rappelle si bien ce que nous avons l'habitude de voir dans les néphrites parenchymateuses, que nous n'hésitons pas à regarder ces altérations comme celles du gros rein blanc.

L'examen micrographique a confirmé pleinement cette donnée.

Le rein était altéré dans toute son étendue. Il présentait les lésions typiques de la néphrite parenchymateuse. Partout l'épithélium était dégénéré. Coagulum en nappe sous la capsule, occupant presque toute son étendue. Foyers sanguins multiples, du volume d'un pois entre la substance médullaire et la substance corticale.

Cette expérience rappelle trop bien ce que nous constatons chez l'homme après les interventions sur les reins malades des deux côtés, pour que nous ne la signalions pas ici.

EXPÉRIENCE XXVI.—*Contusion légère du rein.— Pas d'hématurie. — Néphrectomie le cinquième jour. — Hématomes diffus dans la région corticale.*

Chien noir pesant 15 kilogrammes.

Le 11 mars 1888. — Anesthésie au chloroforme avec l'appareil P. Bert. Laparotomie par incision sur la ligne blanche. Le rein gauche est saisi entre les doigts placés dans la région lombaire et les deux pouces violemment et brusquement appuyés sur le rein à travers le péritoine. L'organe fuit sous le doigt, il faut le maintenir ou le repousser sur la colonne vertébrale, où il prend point d'appui. Après plusieurs pressions, on sent le parenchyme céder légèrement sous le doigt. J'examine alors les lésions et je vois à travers le péritoine la face antérieure du rein, couverte de taches ecchymotiques dispersées à sa surface et siégeant sous sa capsule propre. Aucun épanchement sanguin dans le tissu périrénal. Suture des parois de l'abdomen à triple étage.

Le lendemain pas d'hématurie, l'albumine n'a pas été recherchée, il aurait fallu pour avoir une notion exacte sonder cet animal, et comme il avait une blennorrhagie, les résultats n'auraient pas été positifs.

Le 16 mars. — Laparotomie par l'incision latérale. Extirpation du rein contus. Les lésions qu'il renferme sont beaucoup moins accentuées que nous ne le croyions, étant données les pressions considérables que nous avions exercées. La capsule est, sur ses faces antérieure et postérieure, couverte de plaques noirâtres ; à la coupe, ces plaques sont formées par une mince couche de sang comprise entre la capsule et le parenchyme. Dans la région corticale on voit cinq petits foyers du volume d'une tête d'épingle, contenant une matière jaune en certains points, noire en d'autres. La région médullaire paraît saine.

Des fragments sont placés dans l'alcool pour être examinés histologiquement.

EXPÉRIENCE XXVII. — *Contusion du rein faite après de nombreuses manœuvres intra-abdominales. — Nouvelle contusion cinq jours après. — Extirpation du rein contus, vingt-deux jours après la seconde contusion. — Abcès enkysté dans le rein.*

Chien bull de 23 kilogrammes.

Le 29 juin. — Anesthésie par l'atropomorphine et le chloroforme. Laparotomie sur la ligne blanche. On ne trouve pas le rein gauche. Je cherche alors du côté droit où je trouve un rein volumineux. Pensant qu'il s'agit peut-être d'un cas de rein unique, je fais une pression entre les doigts et le pouce sans aller jusqu'à la destruction complète du parenchyme. Pas d'hémorragie, pas d'écoulement de sang dans le péritoine, ecchymoses visibles à la surface du rein. L'abdomen est fermé par des sutures au crin de Florence, comprenant toute la paroi. Collodion iodoformé. Les jours suivants, pas d'hématurie.

Le 4 juillet. — Craignant de n'avoir pas déterminé une contusion suffisante, j'enlève les sutures, j'ouvre l'abdomen et je frappe violemment le rein au moyen d'un fragment de bois bien lisse sur lequel je donne un coup de maillet, pas de rupture du péritoine. Nouvelle suture de l'abdomen. Iodoforme et collodion. Réunion par première intention.

Le 26 juillet. — On sacrifie l'animal et je trouve un abcès enkysté dans le parenchyme du rein droit. Le reste de l'organe était normal.

EXPÉRIENCE XXVIII. — *Exstrophie expérimentale de la vessie. — Guérison. — Quatorze jours après, contusion du rein, examen de l'excrétion de chaque uretère.* (Pièce présentée à la *Société anatomique.*)

Chienne à poil long, pesant 22 kilogrammes.

Le 29 juin 1888. — Anesthésie au moyen de l'atropomorphine et de chloroforme. Toutes les précautions antiseptiques étant prises, incision sur la ligne blanche, de la symphyse pubienne à 8 centimètres au-dessus. On arrive directement sur le tissu sous-péritonéal.

de la vessie qui est distendue. Ponction et incision de la vessie dont les bords sont amenés au dehors de la plaie, l'uretère est lié au niveau du col. Le péritoine est décollé de toute la face supérieure et des parties de l'organe et ne reste adhérent qu'à la partie postérieure près du bas-fond. Résection de toute la partie dépouillée de séreuse. Il ne reste du réservoir que le bas-fond et l'embouchure des uretères. Je résèque autour de la plaie la peau, dans l'étendue de 4 centimètres de chaque côté ; si bien que la plaie forme les ailes d'un papillon dont l'incision médiane serait le corps. Suture des lèvres de la vessie attirée en dehors de la plaie, aux bords de la peau, par treize points de catgut. Drain placé à l'angle supérieur de la plaie, où le péritoine a été péniblement décollé. Collodion iodoformé sur les lèvres de la plaie. Vaseline boriquée au pourtour de la plaie et sur les cuisses pour empêcher l'érythème. Chaque jour ce pansement est renouvelé. Le quatrième jour nous examinons l'embouchure des uretères qui fonctionnent normalement. Au sixième jour la muqueuse vésicale apparaît comme un gros bourrelet rouge ayant 3 centimètres carrés, elle n'est pas enflammée et ne sécrète point de pus, l'embouchure de l'uretère droit est visible, son congénère est un peu en retrait, la vessie ayant toujours une tendance à rentrer dans l'abdomen. Grâce à la vaseline boriquée dont le pourtour de la plaie est entouré, l'animal ne présente pas d'érythème, sa nutrition est très bonne.

Le 12 *juillet,* à neuf heures du matin. Anesthésie au chloroforme par le procédé de Bert. Laparotomie latérale droite. Contusion du rein droit par écrasement violent entre les doigts, le péritoine n'est pas déchiré, l'abdomen est aussitôt refermé. (Une mince canule métallique est placée dans chaque uretère et permet de recueillir l'urine de chaque uretère.) Treize minutes après la contusion, l'uretère droit laisse suinter du sang presque pur. L'écoulement devient rosé et persiste tel pendant toute la durée de l'expérience jusqu'à sept heures du soir.

Voici la quantité d'urée rendue :

 A droite (rein contus).. 5 gr. 04 par litre.
 A gauche (rein sain)... 18   935 —

Le résultat est incomplet parce que nous n'avons pu mesurer la quantité exacte d'urine qui était mélangée au sang. Nous pouvons seulement affirmer qu'il était notablement diminué.

Après une heure d'expérience, l'uretère gauche qui donnait une urine claire a laissé échapper un liquide rosé contenant du sang, et le fait a duré pendant tout le temps de l'expérience.

L'animal est mort dans la nuit, le rein contus présentant un foyer de contusion du volume d'une noisette entre la substance corticale et la substance médullaire.

EXPÉRIENCE XXIX. — *Exstrophie expérimentale de la vessie. — Contusion du rein. — Examen de l'urine.*

(Cette opération ne peut être exécutée que sur les chiennes, car le pénis des chiens empêche de suturer la vessie à l'extérieur.)

Grosse chienne de 15 kilogr.

11 *juillet* 1888. — Anesthésie par l'atropomorphine et le chloroforme. Incision médiane de 8 centimètres à partir de la symphyse pubienne. Dénudation de la vessie, décollement du péritoine. La vessie distendue est fendue au bistouri et lavée à l'eau boriquée. Ligature du col avec un fil de soie très fort, section de l'urètre au-dessous de la ligature. Le col est fixé à la partie superficielle de la plaie dans son angle inférieur. Le col fait ainsi saillie à l'extérieur, la vessie est alors facilement amenée en dehors de l'abdomen. Résection de toute la cavité, sauf le bas-fond et le trigone. La section latérale passe juste en dehors des uretères. Je m'assure qu'ils ne sont pas comprimés par les deux muscles droits, et qu'ils fonctionnent normalement. Suture de la muqueuse vésicale à la peau réséquée latéralement; quatorze points de catgut. Iodoforme sur la plaie. Vaseline boriquée sur les parties périphériques. Guérison.

12 *juillet*, 9 h. 1/4 du matin. — L'urine contient 31 gr. 2 d'urée par litre (en 1 heure). Anesthésie par le chloroforme. Laparotomie latérale gauche, contusion du rein gauche par écrasement entre les doigts. Je comprime moins violemment que dans l'observation précédente, de façon à pouvoir constater la différence. Pas d'épanchement intrapéritonéal, l'abdomen est refermé et on laisse l'animal se réveiller; les uretères sont cathétérisés. L'urine s'écoule alternativement de chaque uretère, sans qu'il y ait de différence dans la fréquence des contractions entre les deux côtés. L'urine est claire du côté droit, à gauche elle est très légèrement teintée; on recueille séparément le liquide des deux côtés et on trouve :

Quantité d'urée par litre. Côté gauche (contus). 23 gr. 93
                          Côté droit (sain).... 28 gr. 95

Ces dosages ont été fait avec l'appareil d'Esbach.

Sur cette pièce nous avons constaté la façon dont l'urine sort de l'uretère. Il se fait une véritable éjaculation de cinq à dix gouttes d'urine à chaque contraction. Ces contractions sont alternatives sans être absolument rythmées.

V. — URÉTÉROTOMIES

Sur dix opérations (six sections transversales et quatre longitudinales) j'ai eu huit échecs. Mes six urétérotomies transversales ont toutes échoué, les quatre incisions longitudinales seules m'ont donné deux succès. Les sections complètes transversales laissaient une fistule ou un rétrécissement très accentué du conduit.

17 *octobre* 1888. — Laparotomie latérale droite. L'uretère est cherché au-devant de l'artère iliaque primitive, il est amené à l'extérieur avec les vaisseaux spermatiques qui l'accompagnent. Je l'isole au moyen d'une sonde cannelée, que je passe dessous, de façon à l'empêcher de rentrer dans l'abdomen. A cinq centimètres du point isolé, je passe un fil de catgut sous l'uretère et je le serre modérément pour interrompre le cours de l'urine. Incision longitudinale de l'uretère, trois centimètres de longueur. Introduction d'un crayon d'iodoforme mais qui joue librement dans la cavité du canal. Application de sept points de suture de soie phéniquée, aiguilles rondes (soie détriplée). L'aiguille entre à deux millimètres du bord droit de la section, ressort au niveau même de la section, rentre et ressort en un point symétrique. Les sept points placés et serrés, j'enlève le fil d'attente, l'urine se précipite entraînant le crayon d'iodoforme qui a fondu en partie pendant l'opération.

Réunion de la paroi en trois étages. Pansement habituel, guérison.

23 *novembre* 1888. — Laparotomie sur la ligne médiane, néphrectomie gauche, rein normal. Réunion par première intention.

23 *novembre* 1888. — L'animal en parfaite santé est sacrifié dans le laboratoire pour une autre expérience. L'uretère droit est perméable au-dessus de la cicatrice, il est un peu plus volumineux qu'au-dessous. Le rein est hypertrophié. La cicatrice est formée par un peleton de tissu conjonctif induré, au milieu duquel passe le canal. La dissection de ce tissu me montre les fils de soie parfaitement enkystés en dehors de l'uretère. Ce conduit est perdu sur la paroi opposée à la cicatrice, on voit la muqueuse partout continue, un peu plissée au niveau de la cicatrice, il n'y a aucune trace de l'incision.

(Présenté à la *Société Anatomique*, 9 févr. 1889.)

EXPÉRIENCE XXXI

8 *octobre* 1888. — Anesthésie à l'atropomorphine et au chloroforme. Incision de la paroi abdominale à deux travers de doigt au-dessus de l'arcade de Fallope, parallèlement à cette arcade. Décortication très difficile du tissu sous-péritonéal, recherche de l'iliaque primitive; on sent l'uretère, mais en voulant l'isoler, j'ouvre le péritoine et je le suture. Le canal isolé, je l'incise longitudinalement dans l'étendue d'un centimètre. Je fais quatre points de suture de Lembert à la soie phéniquée. La paroi est suturée au crin de Florence. Guérison.

15 *novembre* 1888. — L'animal est sacrifié. L'uretère au niveau de la cicatrice est entouré d'un tissu graisseux induré. Une injection poussée par le bassinet pénètre facilement dans la vessie. La dissection de la cicatrice montre les quatre fils de soie adhérant à la paroi du conduit urétéral. Le conduit ouvert est partout continu; il ne présente aucun rétrécissement au niveau de la cicatrice et n'est pas dilaté au-dessous d'elle.

(Pièce montrée à la *Société Anatomique*, 7 févr. 1889.)

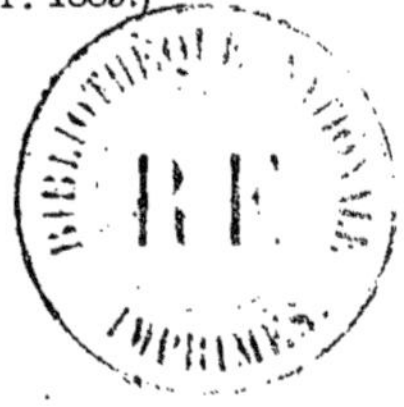

TABLE DES MATIÈRES

	Pages
Introduction	5

CHAPITRE PREMIER

Néphrectomie	11
De la quantité de rein nécessaire à la vie	11
Suppression totale du poids des deux reins	24
De l'hypertrophie compensatrice du rein	25
Processus anatomique de la régénération	33

CHAPITRE II

Néphrorraphie	45

CHAPITRE III

Incisions et contusions du rein. — Leur réparation	65
A. — Incision du rein	65
I. Des incisions chirurgicales du rein	67
II. Suture et réunion des plaies par première intention	71
III. Cicatrices après la néphrotomie	80
IV. Fistules rénales post-opératoires	86
B. — Contusions du rein	94
Les traumatismes du rein ne suppurent pas	106

CHAPITRE IV

Corps étrangers	115

CHAPITRE V

Urétérotomie	121
Expériences	133

Le Mans. — Typographie Ed. Monnoyer

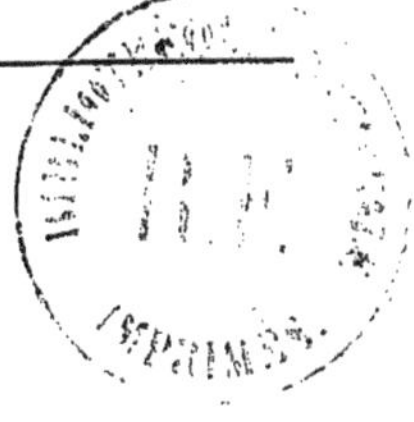

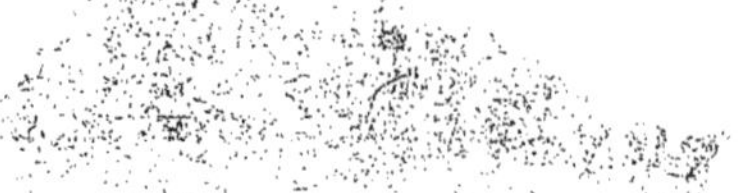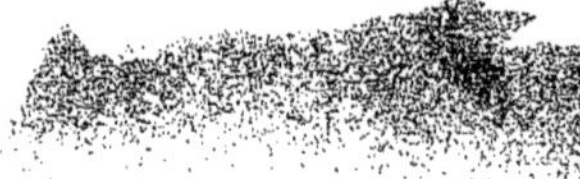

A LA MÊME LIBRAIRIE :

Le Mans. — Typ. Ed. Monnoyer.

9 782329 162331